Schelle

Hormonbauch

Liebe Leserin, lieber Leser,

wenn es um die eigene Gesundheit geht, darf man nichts dem Zufall überlassen. »Für eine bessere Medizin und mehr Gesundheit im Leben«: So lautet das Qualitätsversprechen der Marke Thieme. Ärztlich Tätige, Pflegekräfte, Physiotherapeuten oder Hebammen – sie alle verlassen sich darauf, dass sie von Thieme, dem führenden Anbieter von medizinischen Fachinformationen und Services, die entscheidenden Informationen zur richtigen Zeit am richtigen Ort bekommen. So können sie die Menschen, die sich ihnen anvertrauen, bestmöglich unterstützen. Auch Sie können sich auf die TRIAS Ratgeber mit dem Thieme Qualitätssiegel verlassen! Diese Informationsangebote helfen Ihnen dabei, die richtigen Entscheidungen zu treffen, wenn es um Ihre Gesundheit geht, selbst daran mitzuwirken, gesund zu werden, sich gesund zu erhalten oder das Fortschreiten einer Erkrankung zu vermeiden. Mit einem TRIAS Titel aus dem Hause Thieme überlassen Sie Ihre Gesundheit nicht dem Zufall!

Ihr TRIAS Team

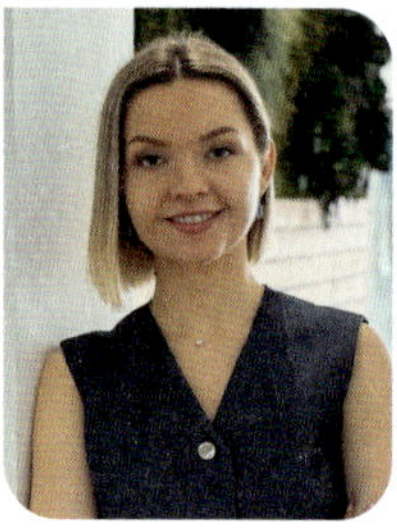

Dr. med. Viktoria Schelle ist Privatärztin mit Spezialisierung auf Präventions-, Ernährungs-, Hormon- und Lifestylemedizin. Sie unterstützt Frauen ab 40 dabei, ihre Gesundheit nicht nur zu erhalten, sondern strategisch zu gestalten – besonders in herausfordernden Lebensphasen wie der Perimenopause oder Menopause. Dr. Schelle hat sich auf Frauengesundheit spezialisiert, da Frauen oft unterdiagnostiziert und unterversorgt sind. Mit über 2.000 Einzelberatungen und als zitierte Ernährungsexpertin im Trendreport Ernährung 2025 positioniert sich Dr. Schelle als führende Expertin für evidenzbasierte, personalisierte Gesundheitslösungen. Sie wurde zweifach in Folge von FOCUS-Gesundheit als Top-Ernährungsberaterin ausgezeichnet.

Dr. med. Viktoria Schelle

Hormonbauch

Aktiv gegen hormonell bedingtes Bauchfett in den Wechseljahren. In 14 Tagen zur Hormonbalance mit dem Dr.-Schelle-Plan: Ernährung, Bewegung & Lifestyle

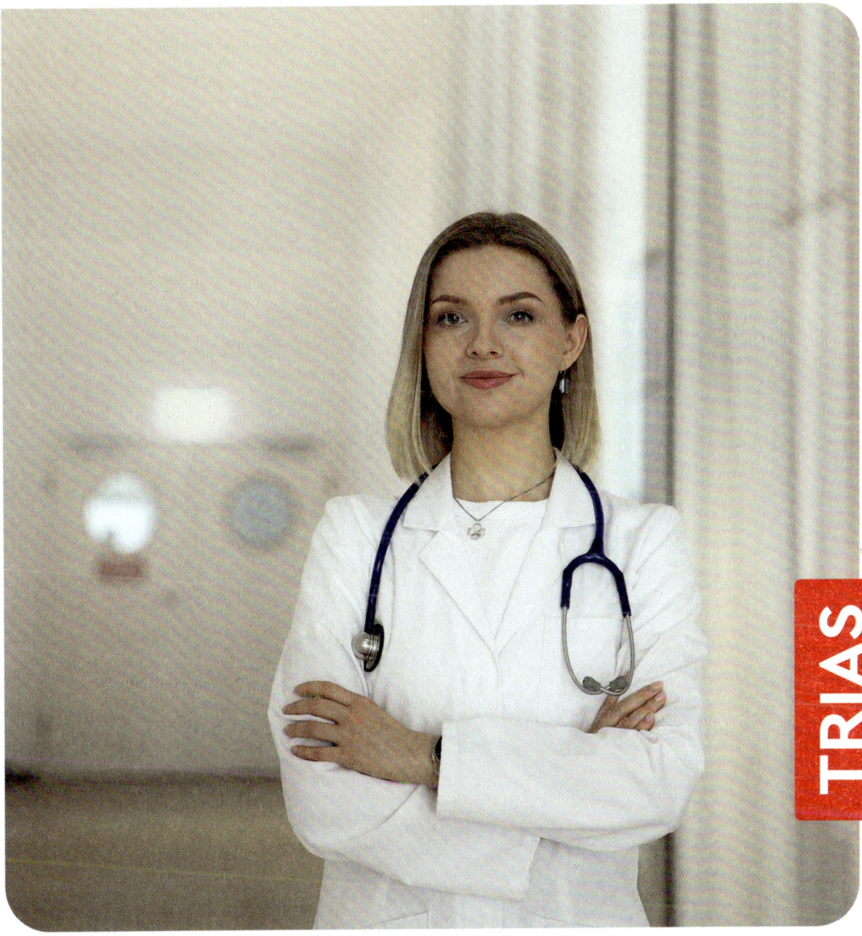

TRIAS

Was ist ein Hormonbauch?

Sie bekommen immer mehr Bauchfett, obwohl Sie an der Ernährung und den Lebensgewohnheiten nichts geändert haben? Vielleicht leiden Sie an einem Hormonbauch.

Es war vor fünf Jahren, in meiner Praxis. Eine Patientin saß mir gegenüber und sagte: »Dr. Schelle, mein Bauch ist so dick geworden, obwohl ich nichts verändert habe. Ich sehe aus wie schwanger. Kann das ein Hormonbauch sein?« Ich weiß noch, wie ich kurz gestutzt habe. Hormonbauch? Diesen Begriff hatte ich vorher noch nie gehört. Nicht im Medizinstudium, nicht in Fachbüchern, in keiner einzigen Leitlinie. Mein erster Gedanke: Was ist das jetzt? Ein neuer Trendbegriff aus dem Internet?

Heute weiß ich: Diese Frau hat ein Phänomen beschrieben, das die Medizin erst allmählich zu verstehen und ernst zu nehmen beginnt.

Diese Geschichte teilen Tausende Frauen

Diese Frau blieb kein Einzelfall. Immer mehr Frauen kamen zu mir – fast immer mit derselben Geschichte. Hand aufs Herz: Erkennen Sie sich wieder? Sie sind um die 50. Ihr Leben lang haben Sie gesund gelebt. Sport gemacht, bewusst gegessen, sich um Ihre Gesundheit gekümmert. Und plötzlich funktioniert das alles nicht mehr. Der Bauch wird dicker – egal, was Sie tun. Das Gewicht steigt. Sie fühlen sich erschöpft, müde und antriebslos.

Die Energie, die Sie früher für Ihren Alltag hatten? Wie weggeblasen. Vielleicht kümmern Sie sich gerade um Ihre Mutter, die Hilfe braucht. Ihr Sohn macht Ihnen Sorgen – das Studium läuft nicht rund, die Zukunft ist ungewiss. In Ihrem Job wird mehr Leistung von Ihnen erwartet, zu Hause wartet ein Berg von Aufgaben auf Sie. Und Sie selbst? Sie kommen an letzter Stelle.

Viele der Frauen erzählten mir, dass sie sich dünnhäutiger fühlten, schneller gereizt waren und dass ihnen alles zu viel wurde. Manche steckten in Beziehungskrisen, andere hatten Probleme im Job. Einige dachten sogar darüber nach, ihr Berufsleben aufzugeben.

Und das Schlimmste? Niemand nahm sie ernst. Sie gingen von Arzt zu Arzt – und hörten immer nur dieselben Ratschläge: »Da müssen Sie durch. Essen Sie einfach weniger. Bewegen Sie sich mehr.« Doch das funktionierte nicht.

Der 360°-Blick auf Ihren Körper

Als Ärztin wollte ich ergründen, warum so viele Frauen dieselben Veränderungen durchleben und welche Zusammenhänge dahinterstecken. Also habe ich genauer hingeschaut. Noch bevor ich überhaupt über Therapien gesprochen habe, habe ich diese Frauen umfassend untersucht. So ist mein 360°-Check-Up entstanden.

Was ich dabei entdeckte, war alarmierend: Von außen wirkten diese Frauen gesund. Sie waren sportlich, gesundheitsbewusst und nicht stark übergewichtig. Aber die Blutwerte? Die passten überhaupt nicht ins Bild: grenzwertiger Blutzucker, gestörter Fettstoffwechsel, erhöhte Entzündungswerte. Manche hatten sogar einen unerkannten Typ-2-Diabetes, erhöhten Blutdruck und eine Menge des gefährlichen inneren Bauchfetts.

Nehmen wir Laura, 53 Jahre alt. Sie joggt seit 15 Jahren fast täglich mehrere Kilometer, ernährt sich bewusst, wiegt nur 5 Kilo mehr als früher. Aber ihr Bauchumfang? 11 Zentimeter mehr als vor fünf Jahren. Ihre Blutzuckerwerte sind grenzwertig. Ihr Blutdruck zu hoch, obwohl er immer niedrig war. Ihr Energielevel reicht nicht mehr für ihre gewohnten Joggingrunden.

Oder Sophie, 48. Yogalehrerin, Vegetarierin, äußerlich rank und schlank. Aber ihre Blutfette und Entzündungswerte waren so hoch, als würde sie nicht wirklich einen solchen gesundheitsbewussten Lebensstil führen. Ihr Kortisoltagesprofil entsprach nicht mehr einem gesunden Muster. Morgens viel zu niedrig und ab Mittag bis abends viel zu hoch. Nachts wälzte sie sich stundenlang im Bett, morgens kam sie kaum aus den Federn.

Diese Frauen passten auf den ersten Blick nicht zum klassischen Bild einer »Risikopatientin« – trotzdem waren bei ihnen relevante Risikofaktoren für schwere Krankheiten messbar.

Warum so viele Frauen durchs Raster fallen

Was steckt wirklich hinter dem »Hormonbauch«? Sind es nur die Hormone, und wenn ja, welche? Und warum entwickeln Frauen trotz eines auf den ersten Blick gesunden Lebensstils und einer gesunden Ernährung klassische Risikofaktoren? Auf diese Fragen wollte ich als Ärztin eine Antwort finden. Deshalb habe ich den Frauen moderne diagnostische Verfahren angeboten, die über die üblichen Standarduntersuchungen hinausreichen.

Und das lieferte mir neue Erkenntnisse: Diese Frauen befinden sich, ohne es zu ahnen, in einem chronischen Dauerstress. Oft stemmen sie drei Rollen gleichzeitig: Kinder, die noch Unterstützung brauchen, einen Job, der Sie fordert, und oft die Versorgung der eigenen Eltern. Dazu kommen Sorgen um die Zukunft, den Lebensstandard und die eigene Gesundheit. Dann läuft der Sympathikus – der Teil des Nervensystems, der für Aktivierung zuständig ist – messbar auf Hochtouren. 24 Stunden am Tag, 7 Tage die Woche. Ihre Nächte sind nicht erholsam. Manche haben dauerhaft erhöhte Kortisolspiegel, andere – vor allem die, die morgens kaum aus dem Bett kommen – viel zu niedrige.

Ich bildete mich weiter, tauschte mich mit Kollegen aus, studierte die neueste Forschung. Und fand bestätigt, was ich bereits in meiner Praxis beobachtete: Die Kombination aus Hormonbauch, chronischem Stress, gestörter nächtlicher Regeneration und den hormonellen Veränderungen der Wechseljahre ist nicht harmlos, sondern stellt ein großes Risiko dar. Als Folge können Herzinfarkt, Schlaganfall, Brustkrebs, Demenz und andere chronische Erkrankungen auftreten.

Aktuelle Studien zeigen: Mit Beginn der Wechseljahre steigt das Risiko für Herz-Kreislauf-Erkrankungen sprunghaft an. Sie sind nach wie vor die häufigste Todesursache bei Frauen. Trotzdem wissen das viele nicht. Und nur 56 % der Frauen kennen diesen Zusammenhang überhaupt.[1] Und genau deshalb gibt es hier einen riesigen Aufklärungsbedarf.

Das Problem? In der ärztlichen Versorgung wird viel zu wenig darüber gesprochen. Weil einfach die Zeit fehlt. Es bleibt keine Gelegenheit, ausführlich zu erklären, wie Stoffwechsel, Hormone, Gewicht und Bauchfett zusammenhängen – und was das langfristig für Ihre Gesundheit bedeutet. Deshalb werden wichtige Risikofaktoren bei Frauen viel zu oft übersehen. Viele bleiben unterdiagnostiziert und untertherapiert. Sie fallen einfach durchs Raster.

Dieser Ratgeber kann Ihr Leben verändern

Mir war schnell klar: Ich will mehr Frauen erreichen, bevor größere Probleme entstehen. Ich will, dass Sie verstehen, was in Ihrem Körper passiert – und dass Sie rechtzeitig gegensteuern können. Denn der Hormonbauch ist kein Schönheitsproblem. Er ist ein ernst zu nehmender Risikofaktor, der Ihre Gesundheit und Lebensqualität langfristig bedroht. Und er lässt sich nicht mit noch mehr Disziplin, noch weniger Kalorien, härterem Training oder kosmetischen Eingriffen »wegmachen«.

In den letzten Jahren habe ich in über 2000 Einzelberatungen Frauen begleitet – und erlebt, was möglich ist, wenn man die richtigen Hebel umlegt:

- Anna, 51, Teamleiterin und Mutter: Sie konnte nach acht Monaten ihre Diabetesmedikamente komplett absetzen und ihren Bauchumfang um 12 Zentimeter verringern.
- Clara, 49, Pflegekraft: Ihre Entzündungswerte normalisierten sich innerhalb von sechs Monaten. Sie schlief endlich wieder durch und fühlte sich morgens wieder ausgeruhter. Ihren Blutdruck konnten wir normalisieren und Medikamente absetzen.
- Johanna, 54, Selbstständige: Sie reduzierte nicht nur ihr gefährliches Bauchfett, sondern gewann auch wieder Vertrauen in ihren Körper.
- »Ich fühle mich zum ersten Mal seit Jahren wieder energiereicher. Und bin immer noch so erstaunt, dass es so gut geklappt hat«, erzählte sie mir.

Diese Frauen haben nicht nur äußerlich am Bauch abgenommen. Sie haben ihr Risiko für schwere Krankheiten gesenkt, Medikamente reduziert oder ganz abgesetzt. Und noch wichtiger: Sie haben wieder Vertrauen in ihren Körper gefunden. Sie wissen jetzt, dass Veränderung möglich ist – wenn man weiß, wo man ansetzen muss.

Dieser Ratgeber ist aus dieser Arbeit entstanden. Ich möchte Ihnen hier kein Schema F anbieten, sondern zeigen, wie Sie Ihren eigenen Weg finden können. Wie Sie verstehen, was in Ihrem Körper vor sich geht – und wie Sie gezielt und realistisch ansetzen können. Mit praktischen, klaren Schritten.

Für wen dieser Ratgeber geschrieben ist

Dieser Ratgeber ist für Sie,

- wenn Sie denken: »Mein Körper funktioniert einfach nicht mehr so wie früher.«
- wenn Sie über 45 sind und merken, dass sich etwas verändert hat. Wenn Sie immer gesund gelebt haben, sich bemühen, sich gut zu ernähren, sich zu bewegen – und trotzdem zunehmen, vor allem am Bauch.

- wenn Sie spüren, dass Stress, Hormone, Schlaf, Stimmung und Stoffwechsel zusammenhängen, aber bisher keine klaren Antworten bekommen haben.
- wenn Sie nicht warten wollen, bis irgendwann Bluthochdruck, Typ-2-Diabetes oder andere Krankheiten diagnostiziert werden.
- wenn Sie zwischen Job, Familie und der Pflege Ihrer Eltern zerrieben werden – und endlich wieder zu Kräften kommen wollen.
- wenn Sie die Verantwortung für Ihre Gesundheit selbst übernehmen wollen.

Mein Motto ist: Gesundheit ist Chefsache. Und genau das möchte ich Ihnen mit diesem Ratgeber geben: alles, was Sie brauchen, um die Chefin Ihrer eigenen Gesundheit zu werden.

Wie dieser Ratgeber Ihnen helfen wird

Vielleicht haben Sie schon einiges ausprobiert – und trotzdem will der Hormonbauch einfach nicht verschwinden? Oder Sie fragen sich, ob sich überhaupt noch etwas verändern lässt? Die gute Nachricht: Ja, es ist möglich. Und Sie können heute damit beginnen.

Der Schlüssel liegt in einem ganzheitlichen Ansatz, der direkt bei den Ursachen des Hormonbauchs ansetzt. Es ist nie zu spät, um etwas zu verändern. Aber je früher Sie starten, desto besser können Sie Ihre Gesundheit stärken – für die kommenden Jahre und Jahrzehnte. Für Ihre Familie, Ihre Träume, Ihre Zukunft. Und vor allem: für sich selbst.

Dieser Ratgeber begleitet Sie Schritt für Schritt. Er liefert klare Antworten, verständliche Zusammenhänge und konkrete Empfehlungen, die Sie sofort in Ihren Alltag integrieren können. Wenn Sie diesen Ratgeber gelesen haben, werden Sie …

- verstehen, was wirklich hinter Ihrem Hormonbauch steckt – und warum herkömmliche Diäten nicht funktionieren.
- wissen, welche Hormone und unbewusste Fehler in der Ernährung und Bewegung den Hormonbauch begünstigen und wie Sie gezielt korrigieren können.
- einen klaren Plan haben, wie Sie realistisch ansetzen können.
- konkrete Strategien für Ernährung, Bewegung, Schlaf und Stressmanagement kennen, die Sie Ihrem Leben anpassen.
- erkennen, welche Risikofaktoren Sie bereits haben – und rechtzeitig handeln können.

Wenn Sie die Empfehlungen Schritt für Schritt umsetzen, werden Sie bereits nach zwei Wochen spüren, wie sich Ihr Energielevel verbessert und wie sich Ihr Bauchgefühl verändert. Und nach drei Monaten werden Sie staunen, was Ihr Körper alles kann – wenn Sie ihm geben, was er braucht.

Hinweis zur Sprache und Geschlechterbezeichnung

In diesem Ratgeber verwende ich überwiegend die Begriffe »Frauen« und »Patientinnen«. Gemeint sind alle Menschen, die menstruieren oder in der Vergangenheit menstruiert haben und von hormonellen Veränderungen betroffen sind, wie sie typischerweise im weiblichen Hormonsystem auftreten – etwa im Zusammenhang mit dem Zyklus, Schwangerschaft oder den Wechseljahren.

Die gewählte Form dient der sprachlichen Vereinfachung und ist nicht als Ausschluss anderer geschlechtlicher Identitäten zu verstehen. Mein Anliegen ist es, allen Menschen evidenzbasierte Informationen und praktische Unterstützung zum Thema hormonelle Veränderungen und ihre Auswirkungen auf den Körper und die Gesundheit zugänglich zu machen.

Sind Sie bereit, Ihren Körper neu zu entdecken – und endlich wieder die Kontrolle über Ihre Gesundheit zu übernehmen? Dann ist dieser Ratgeber Ihr perfekter Einstieg in ein neues Lebensgefühl.

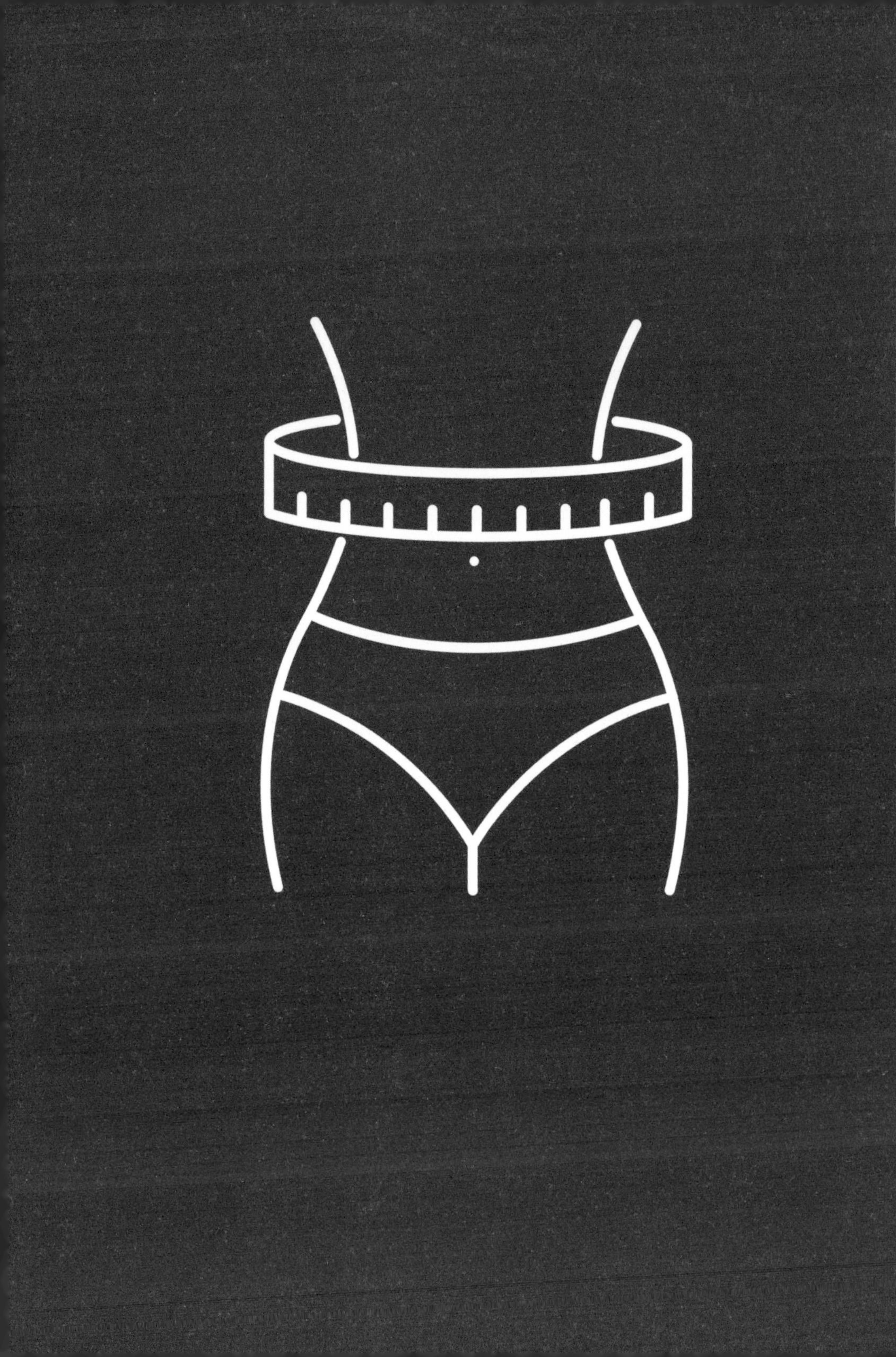

Der unerklärliche Bauch

Ein Hormonbauch ist kein rein ästhetisches Problem. Lesen Sie, was die Wissenschaft heute darüber weiß, warum sich mit den Jahren ein Hormonbauch bilden kann.

Warum nimmt der Bauch im Alter zu?

Oft entsteht der Eindruck, die Hormone seien verantwortlich dafür, dass in den Wechseljahren die Kilos und der Bauchumfang steigen. Aber stimmt das?

Viele suchen gezielt nach Hormonanalyse oder Hormonersatz – in der Hoffnung, der »Hormonbauch« würde damit einfach verschwinden. Diesen Zahn möchte ich Ihnen ziehen. Und lassen Sie mich betonen: Ich finde es großartig, dass Sie verstehen wollen, was gerade in Ihrem Körper passiert und warum plötzlich der Bauch dicker wird.

Wenn allein das sinkende Östrogen die Gewichtszunahme auslösen würde, müsste diese erst nach der Menopause einsetzen – wenn die Hormonproduktion vollständig zurückgeht. Doch Studien zeigen: Der Anstieg des Körperfetts beginnt oft schon in der Perimenopause – also in einer Phase, in der der Östrogenspiegel noch schwanken und zeitweise sogar hoch sein kann.[2] Das zeigt: Die Hormone können nicht die einzige Ursache für eine verstärkte Gewichtzunahme sein. Wenn es nicht die Hormone sind, was dann?

Gewichtzunahme durch Muskelabbau

Wissenschaftliche Studien haben längst gezeigt, dass der Grundumsatz, also die Energiemenge, die der Körper im Ruhezustand verbrennt, ab etwa dem 51. Lebensjahr auf durchschnittlich nur noch etwa 1220 Kilokalorien pro Tag sinkt.[3] Im Vergleich dazu ist der Grundumsatz in jungen Jahren deutlich höher.[4] Folglich speichert Ihr Körper im Alter leichter Fettreserven an, und dies insbesondere im Bauchbereich, wenn Sie weiterhin so essen wie mit 30 oder 40, also auch wenn

Sie Ihre Portionsgrößen nicht verändert haben. Sie essen zwar »gleich viel«, aber Ihr Körper verbrennt »weniger« und legt den Überschuss bevorzugt im Bauchbereich ab. Diese Veränderung beginnt oft lange bevor die ersten Symptome der Wechseljahre auftreten.

Die WHAM-Studie (2024) hat erstmals nachgewiesen: Frauen nehmen im Alter zu, unabhängig von ihrem Hormonstatus.[5] Es sind also nicht unbedingt Ihre Hormone, die für die Gewichtszunahme verantwortlich sind, sondern einfach mit dem Alter verbundene Alterungsprozesse. Aber was passiert hier genau? Verlangsamt sich unser Stoffwechsel?

Eine aktuelle Studie[6] liefert hier Klarheit: Entgegen der weit verbreiteten Annahme verlangsamt sich der Stoffwechsel mit dem Alter nicht wesentlich. Was tatsächlich abnimmt, ist eben der Grundumsatz. Zum Vergleich: Frauen zwischen 17 und 21 Jahren verbrennen täglich bis zu 200 Kilokalorien mehr in Ruhe als Frauen über 40. Und eine wichtige Erkenntnis aus der Studie war auch, dass eine Hormontherapie allein diese altersbedingte Gewichtszunahme nicht stoppen konnte.

Auch die groß angelegte SWAN-Studie (Study of Women's Health Across the Nation) hat gezeigt, dass Frauen im mittleren Lebensalter – besonders während des Übergangs in die Wechseljahre – markante Veränderungen ihrer Körperzusammensetzung erleben – nicht primär wegen der Hormone, sondern weil der Muskelanteil sinkt. Die Folge: Frauen nehmen bei gleichem Lebensstil Jahr für Jahr im Schnitt 0,25 bis 1,5 Kilogramm zu.[7, 8] Ohne gezielte Gegenmaßnahmen summiert sich das bis zum 50. Lebensjahr auf 8 bis 10 Kilogramm.

Das bedeutet: Mit zunehmendem Alter nehmen Sie schneller Körperfett zu – nicht obwohl, sondern gerade weil Sie essen und sich bewegen wie früher. Der Grund: Ihr Körper verbrennt mit den Jahren schlicht weniger Energie. Eine Hormontherapie allein reicht hier nicht aus. Entscheidend sind Maßnahmen, die gezielt den Muskelaufbau fördern und den Grundumsatz aufrechterhalten.

Fehler beim Abnehmen und Sport

»Nicht alles Mögliche machen – sondern das Richtige richtig machen.« Diesen Satz bringe ich gerne ins Spiel, wenn Patientinnen mir sagen: »Ich mache schon alles – aber nichts hilft.« Viele meinen es gut und probieren mit viel Eifer und Disziplin verschiedenste Diäten, Fastenkuren oder eine Vielzahl an Nahrungsergänzungsmitteln aus – und erzielen damit am Ende sogar das Gegenteil von dem, was sie sich erhoffen. Die gute Nachricht: Oft sind es nur ein paar Stellschrauben, die anders gedreht werden müssen. Genau darum geht es jetzt: Erkennen Sie typische Fallen, in die viele tappen, und wie Sie es wissenschaftlich fundierter und langfristig wirksamer angehen können.

Zu viel Kardio-, zu wenig Krafttraining

Haben Sie auch schon versucht, mehr zu joggen, Rad zu fahren oder lange auf dem Crosstrainer zu stehen, um endlich am Bauch abzunehmen? Haben Sie dabei auch auf Ihre Herzfrequenz geachtet? Das Problem: Ausdauertraining wird häufig nicht in der passenden Intensität durchgeführt. Der Puls ist entweder zu niedrig oder zu hoch – und genau das verhindert, dass der Körper effektiv an seine Fettreserven geht. Stattdessen greift er vor allem auf Glukose zurück. Die Folge: Trotz aller Anstrengung bleibt das Bauchfett – oder es wird sogar mehr. Hinzu kommt: Krafttraining bleibt oft auf der Strecke – oder findet gar nicht statt. Doch mit Kardiotraining allein wächst keine Muskulatur. Für spürbare Veränderungen am Körper brauchen wir auch gezieltes, regelmäßiges Krafttraining. Nur so baut der Körper Muskeln auf.

Zu anstrengendes Training

Ein weiterer häufiger Fehler ist, direkt mit hochintensiven Trainingseinheiten zu starten – in der Hoffnung, den Hormonbauch möglichst schnell loszuwerden. Vor allem, wenn man vorher wenig oder gar nicht trainiert hat. Doch der Körper braucht Zeit, um sich an Belastung zu gewöhnen. Wenn Muskulatur und Herz-Kreislauf-System noch nicht ausreichend vorbereitet sind, ist das Risiko für Verletzungen groß. Oft müssen Sie mit Ihrem gesamten Trainingsprogramm dann wegen Überlastung pausieren – und genau das führt dazu, dass Sie durch diese Pausen keine spürbare Wirkung auf den Hormonbauch erzielen. Deshalb ist es essenziell, zuerst ein solides Grundlagentraining aufzubauen, regelmäßig Erholungstage einzuplanen und zwischen niedriger, mittlerer und hoher Intensität zu variieren. Erst wenn diese Basis sitzt, sind hochintensive Workouts wirklich sinnvoll.

Keine etablierte Routine

Es ist verständlich: Wenn sich der Körper verändert und das eigene Wohlbefinden stark leidet, möchte man schnell gegensteuern. Deswegen greifen viele dann zu drastischen Maßnahmen. Radikale Einschnitte im Alltag wechseln sich mit Rückfällen in alte Gewohnheiten ab. Doch dieser Kreislauf bringt keinen nachhaltigen Erfolg. Im Gegenteil: Er führt oft zu Frustration, Rückschlägen – und verstärkt auf Dauer sogar den Hormonbauch.

Entscheidend ist nicht, möglichst viel zu trainieren oder sich beim Essen stark einzuschränken, sondern eine Strategie zu finden, die langfristig tragfähig ist. Eine, die Sie dauerhaft umsetzen können – und auch wollen. Ihr Training und Ihre Ernährung sollten eine durchdachte, stabile Routine sein. Kein ständiges Auf und Ab, keine Überforderung – sondern ein stabiles System, das zu Ihrem Leben passt.

Vielleicht denken Sie: »Weniger essen hilft doch immer.«

Und ja – kurzfristig sinkt das Gewicht auf der Waage tatsächlich. Aber was genau verlieren Sie dabei eigentlich? Wenn Sie über längere Zeit zu wenig Kalorien zu sich nehmen – und dabei vor allem die Proteinzufuhr zu kurz kommt –, baut Ihr Körper nicht nur Fett ab, sondern vor allem Muskulatur. Und genau das ist einer der Hauptfaktoren, warum sich ein Hormonbauch entwickelt und mit der Zeit verstärkt wird. Wenn Sie dann nach einer Diät wieder »normal« essen oder sich zwischendurch etwas gönnen, setzt die Gewichtszunahme oft schneller ein als Ihnen lieb ist. Und das meist direkt am Bauch.

Mein Tipp an dieser Stelle: Vergessen Sie Diäten. Essen Sie nicht weniger – sondern besser.

Fokus auf das Gewicht – statt auf die Körperzusammensetzung

Haben Sie bisher auch regelmäßig Ihr Gewicht auf der Waage zu Hause kontrolliert und daran festgemacht, ob Sie ein gesundes Körpergewicht haben? Das ist nachvollziehbar – schließlich galt das Körpergewicht im Verhältnis zur Körpergröße (BMI) lange als wichtiger Richtwert zur Beurteilung von Übergewicht. Doch was wirklich zählt, ist nicht, wie viel Sie wiegen – sondern, woraus Ihr Körper besteht. Haben Sie ausreichend

Unterschiede in der Körperzusammensetzung

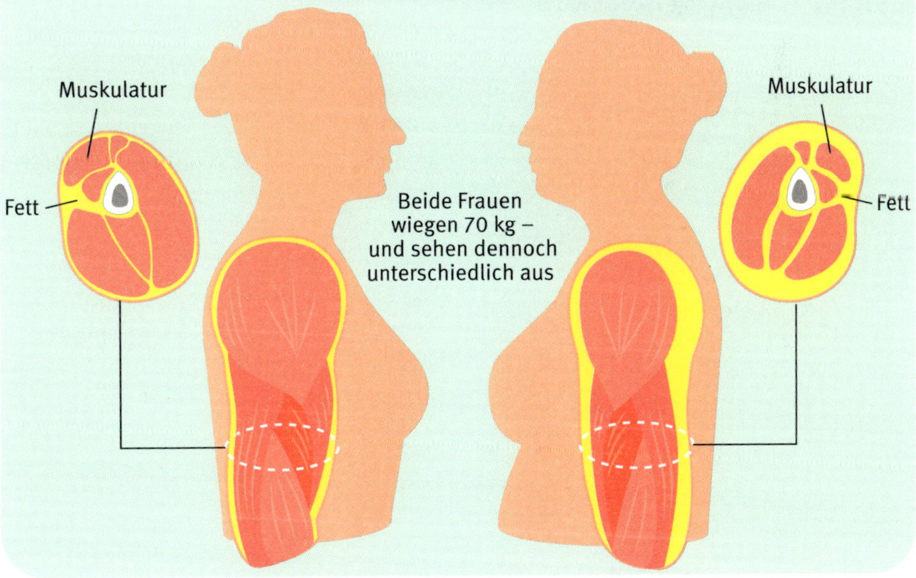

Muskelmasse? Wie ist das Verhältnis von Fett zu Muskelmasse? Und wie sieht es mit dem inneren Bauchfett aus?

Das Gewicht auf der Waage kann jahrelang gleich bleiben – während sich die Körperzusammensetzung längst verschlechtert. Muskelmasse nimmt unbemerkt ab und wird durch Fettmasse ersetzt. Die Zahl auf der Waage sagt also nichts über Ihre tatsächliche Gesundheit und Ihren Körperzustand aus. Deshalb gilt: Eine medizinische Körperanalyse ist wesentlich aussagekräftiger.

Schauen Sie sich die Abbildung zum Frauenkörper (Seite 17) an: Sie zeigt den Unterschied in der Körperzusammensetzung: links mehr Muskulatur, rechts mehr Körper- und Bauchfett. Die Querschnitte zeigen deutlich: Trotz der gleichen Zahl auf der Waage ergibt sich eine unterschiedliche Verteilung von Fett (gelb) und Muskelmasse (rot). Es zählt somit nicht das Gewicht– sondern was dahintersteckt.

Hormonbauch – ein Teufelskreis

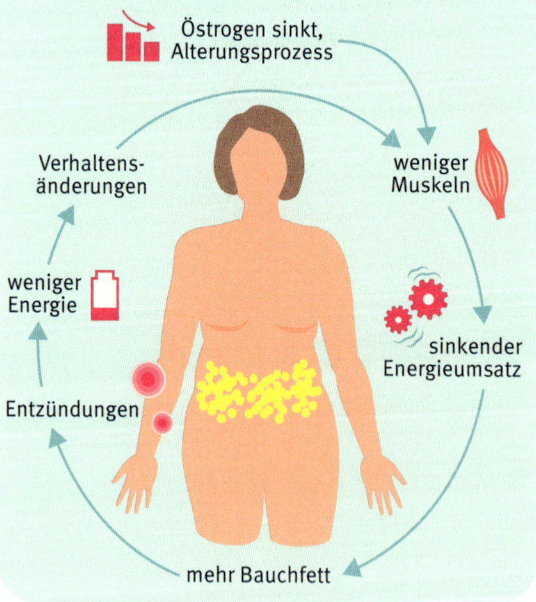

Dicker Bauch durch hormonelle Umstellung

Während der sinkende Grundumsatz mit dem Alter – vor allem durch den Muskelabbau – mehr Gewicht auf die Waage bringt, sorgen die Hormonveränderungen in den Wechseljahren dafür, dass sich das Körperfett anders verteilt. Früher setzten sich die Polster vor allem an Hüften und Oberschenkeln an, jetzt landet das Fett zunehmend am Bauch.[9] Das bedeutet: Sie bilden sich nicht ein, dass Ihr Bauch dicker geworden ist. Dieses Phänomen ist mittlerweile gut untersucht und durch viele Studien bestätigt. Frauen entwickeln in den Wechseljahren nachweislich mehr Bauchfett.[10] Zusätzlich verstärkt der sinkende Östrogenspiegel den Muskelabbau – ein doppelter Effekt, der den Hormonbauch fördert.

In der Abbildung (links) sehen Sie, welche Effekte zu mehr Bauchfett führen. Genau dieser Kreislauf treibt den Hormonbauch voran.

»Ich ernähre mich gesund.«

Auch hier möchte ich Ihnen einen weiteren Zahn ziehen. In der Praxis erlebe ich oft, dass das persönliche Verständnis von »gesunder Ernährung« deutlich von dem abweicht, was wissenschaftlich darunter verstanden wird. Die Weltgesundheitsorganisation (WHO) definiert gesunde Ernährung als ausgewogen, abwechslungsreich und nährstoffreich – mit dem Ziel, das Risiko für chronische Krankheiten zu senken. Die Realität sieht jedoch anders aus: Viele Frauen sind überzeugt, sich gesund zu ernähren – doch die Untersuchungen zeigen deutliche Defizite in der Ernährung:

- 86,3 % der Frauen nehmen weniger als die empfohlenen 400 g Gemüse pro Tag zu sich.[11]
- 54 % der Frauen erreichen die empfohlene tägliche Obstmenge von 250 g nicht.[12]
- 86 % der Frauen erreichen die empfohlene wöchentliche Fischmenge von 150–220 g nicht.[13]
- 75 % der Frauen nehmen weniger als die empfohlenen 30 g Ballaststoffe pro Tag zu sich.[14]
- 75 % der Frauen im Alter von 14–50 Jahren erreichen die empfohlene tägliche Eisenzufuhr von 15 mg nicht.[15]
- 79 % der Frauen erreichen die empfohlene tägliche Folatzufuhr von 300 µg nicht.[16]
- 74 % der Frauen erreichen die empfohlene tägliche Jodzufuhr von 200 µg nicht.[17]
- 58 % der Frauen erreichen die empfohlene tägliche Kalziumzufuhr von 1000 mg nicht.[18]
- 91 % der Frauen erreichen die empfohlene tägliche Vitamin-D-Zufuhr von 20 µg nicht.[19]
- 85 % der Frauen erreichen die empfohlene tägliche Milchproduktmenge von 400 g nicht.[20]
- Viele Frauen konsumieren übermäßig viel Zucker, gesättigte Fette in hochverarbeiteten Produkten, zuckerhaltige Limonaden und Salz.[21]
- Längeres Sitzen, Multitasking beim Essen und eine höhere Aufnahme von industriell verarbeiteten Lebensmitteln tragen zur Gewichtszunahme bei.[22]

Wie gesund sind Ihre Ernährung und Ihr Lebensstil wirklich? Machen Sie den Quick-Test (Seite 20).

Machen Sie den Quick-Test:

Wie gesund ist Ihre Ernährung und der Lebensstil wirklich? Zählen Sie Ihre »Ja«-Antworten:

Ernährungsfragen (max. 9 Punkte):

- ☐ Esse ich täglich mindestens 400 g Gemüse und bis zu 250 g Obst?
- ☐ Habe ich regelmäßig (mind. 3 × pro Woche) Fisch auf dem Teller?
- ☐ Esse ich regelmäßig (mind. 3–4 × pro Woche) Vollkornprodukte, Hülsenfrüchte oder Nüsse?
- ☐ Esse ich täglich 300 g naturbelassene Milchprodukte (Joghurt, Quark, Käse, Buttermilch)?
- ☐ Trinke ich selten (höchstens 1 × pro Woche) Limonaden oder Fruchtsäfte?
- ☐ Genieße ich Süßigkeiten bewusst und in einem gesunden Rahmen, das heißt maximal 25–50 g zugesetzten Zucker pro Tag (etwa 1–2 kleine Stücke Schokolade, 1–2 Kekse oder ein kleines Dessert)?
- ☐ Verwende ich täglich jodiertes Salz?
- ☐ Vermeide ich meistens stark verarbeitete Lebensmittel, auch pflanzliche Ersatzprodukte?
- ☐ Habe ich eine gute Vitamin-D-Versorgung (z. B. durch Präparate, ärztlich gemessen)?

Lebensstilfragen (max. 4 Punkte):

- ☐ Sitze ich nicht übermäßig lange, das heißt maximal 6–8 Stunden pro Tag? Wenn ich länger sitze, unterbreche ich das mindestens alle 30–60 Minuten mit Bewegung oder Dehnen.
- ☐ Esse ich achtsam, ohne Multitasking (z. B., ohne nebenbei am Bildschirm zu sitzen)?
- ☐ Bin ich Nichtraucher oder Ex-Raucher seit mindestens einem Jahr?
- ☐ Verzichte ich konsequent auf Alkohol – oder trinke ich nur selten und in sehr geringen Mengen, z. B. zu besonderen Anlässen?

Ihre Auswertung:

11–13 Punkte: Sehr gesunde Basis! Kleine Verbesserungen können das noch stärken.

7–10 Punkte: Solide Ansätze, aber gezielte Anpassungen bringen spürbare Fortschritte.

≤ 6 Punkte: Hier liegt großes Potenzial! Eine genauere Analyse Ihrer Ernährung und Ihres Lebensstils könnte helfen, gezielt Gesundheit und Wohlbefinden zu stärken.

Der Hormonbauch ist ein Symptom

Das Gewicht auf der Waage bleibt dabei oft über Jahre hinweg stabil – und genau das macht diese Veränderung so tückisch. Und plötzlich ist er da, der Bauch.

Die Veränderungen bleiben lange unbemerkt, bis der Moment kommt, in dem Sie in den Spiegel schauen und sich fragen: »Wo kommt dieser Bauch plötzlich her? Ich habe doch gar nichts verändert.«

All das geschieht nicht über Nacht. Doch der »Hormonbauch« ist oft das erste sichtbare Ergebnis innerer Veränderungen, die schon Jahre zuvor begonnen haben. Genau deshalb sollten Sie ihn als das verstehen, was er ist: ein Symptom. Ein klares Zeichen.

Jetzt ist die Zeit hinzusehen. Sich gut um sich selbst zu kümmern. Jetzt ist der Moment, Ihre Gesundheit bewusst in den Mittelpunkt zu stellen – und vielleicht auch, Ihre Prioritäten neu zu ordnen.

Der Hormonbauch und seine Folgen

Wenn Sie die verschiedenen Phasen von der frühen bis zur späten Perimenopause und schließlich die Zeit nach der Menopause ansehen –, erkennen Sie einen klaren Verlauf: Anfangs bleibt der Östrogenspiegel relativ stabil. Doch in der späten Perimenopause und nach der Menopause sinkt er deutlich. Parallel damit verändert sich die Körperzusammensetzung. Fett lagert sich zunehmend am Bauch ab, Muskelmasse schwindet, der Grundumsatz sinkt – und Schlafprobleme durch Hitzewallungen in der Nacht verstärken diese Effekte zusätzlich. Alles zusammen führt dazu, dass der Bauchumfang zunimmt, oft ohne, dass das Gewicht auf der Waage stark steigt.

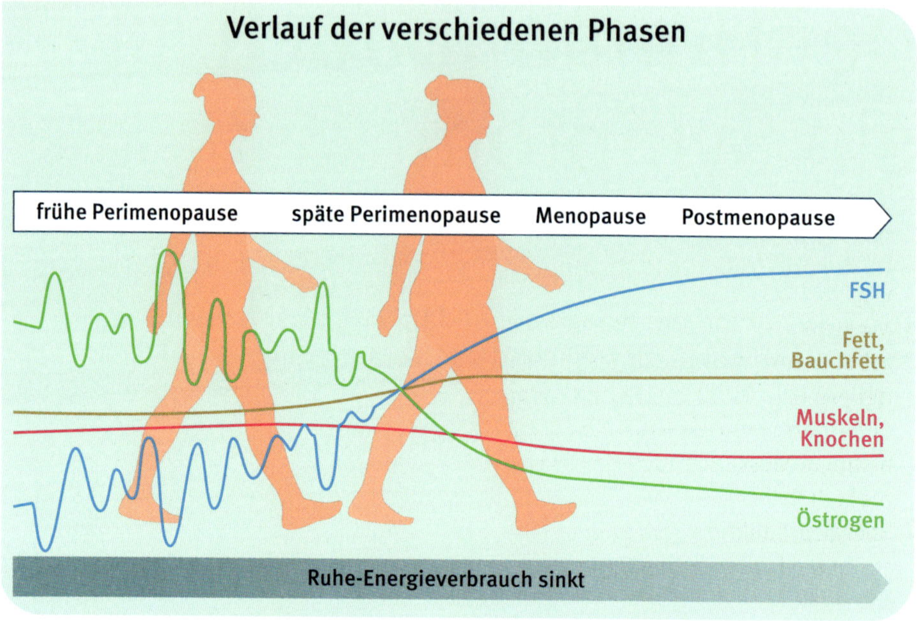

Das Fett im Bauchraum verhält sich jedoch wie ein eigenes hormonaktives Organ: Es sendet Botenstoffe aus, die tief in Ihren Stoffwechsel eingreifen. Studien zeigen, dass viszerales Bauchfett entzündungsfördernde Substanzen produziert und eine Fettstoffwechselstörung fördert. LDL-Cholesterin, Lipoprotein(a) und andere Risikofaktoren steigen – das erhöht langfristig das Risiko für Herz-Kreislauf-Erkrankungen.

Zusätzlich verschlechtert sich die Insulinsensitivität: Das heißt, Ihr Körper reagiert schlechter auf Insulin, was die Blutzuckerregulation belastet und Entzündungen weiter verstärkt. Und auch die Gefäße leiden: Ihre Elastizität lässt nach, die Funktion der inneren Gefäßschicht verschlechtert sich. Das wirkt sich direkt auf Ihr Herz aus. Die linke Herzkammer baut vermehrt Bindegewebe auf. Das Herz kann sich dann in der Entspannungsphase nicht mehr richtig füllen.

Der Körper verändert sich

Die Wechseljahre bringen verschiedene Veränderungen mit sich:

- Insulinreaktion: Ihr Körper reagiert schlechter auf Insulin, was das Risiko für Insulinresistenz, Typ-2-Diabetes und Heißhunger erhöht.[23]
- Kohlenhydratverarbeitung: Kohlenhydrate werden schneller in Fett umgewandelt, insbesondere, wenn gleichzeitig Muskelmasse verloren geht.[24]

- Energiebilanz: Weniger Muskeln bedeuten einen geringeren Grundumsatz, was bedeutet, dass Sie weniger Kalorien verbrennen, selbst wenn Sie sich nicht weniger bewegen.[25]
- Herz-Kreislauf-Gesundheit: Blutdruck und Blutfettwerte steigen oft an, selbst wenn Sie sich gesund ernähren und bewegen.[26]
- Muskelmasse: Sinkende Östrogenspiegel und weniger Bewegung im Alltag fördern den Abbau von Muskelkraft und -masse, was das Risiko für altersbedingte Muskelschwäche (Sarkopenie) erhöht.[27]
- Energieproduktion: Östrogen unterstützt die Funktion der Mitochondrien, die als »Kraftwerke« der Muskeln gelten. Fehlt dieser Schutz, sinkt Ihre Leistungsfähigkeit und Energie spürbar.[28]

Typische Folgen von viszeralem Bauchfett:

- erhöhtes Risiko für Insulinresistenz (Seite 28) → kann langfristig zu Typ-2-Diabetes führen
- fördert stille Entzündungen → begünstigt Herzkrankheiten, Arthrose und Autoimmunerkrankungen
- erhöht das Risiko für bestimmte Krebserkrankungen → insbesondere Brust- und Darmkrebs
- ungünstige Auswirkungen auf die Blutfettwerte: LDL-Cholesterin (»schlechtes«) steigt; HDL-Cholesterin (»gutes«) sinkt; Triglyceride nehmen zu
- Bluthochdruck → erhöht das Risiko für Herzinfarkt und Schlaganfall
- Fettablagerungen rund ums Herz → fördern Herzschwäche und Gefäßverkalkungen
- Metabolische Dysfunktion-assoziierte steatotische Lebererkrankung (MASLD) → kann die Leberfunktion beeinträchtigen und weitere Stoffwechselstörungen verursachen
- kognitive Beeinträchtigung und Demenzrisiko[29]

Hormone oder Eierkonsum: Was treibt Ihr Cholesterin hoch?

Haben Sie sich schon einmal gefragt, warum Ihr LDL-Cholesterin in den Wechseljahren plötzlich steigt – obwohl Sie sich gar nicht anders ernähren und auch nicht mehr Eier essen? Die Antwort liegt in der Physiologie Ihres Körpers. Vor den Wechseljahren nutzt Ihr Körper LDL-Cholesterin, das sogenannte »schlechte Cholesterin«, als Baustein für die Östrogenproduktion. Diese läuft hauptsächlich in den Eierstöcken, wo ein großer Teil des LDL-Cholesterins verarbeitet und verbraucht wird.[30]

Mit Beginn der Wechseljahre verändert sich das: Die Eierstöcke stellen weniger Östrogen her und damit wird auch weniger LDL-Cholesterin gebraucht. Die Folge? Mehr LDL-Cholesterin bleibt im Blut, was das Risiko für Arterienverkalkung, Bluthochdruck und andere Herz-Kreislauf-Erkrankungen erhöht.

Kurz gesagt: Der Anstieg Ihres LDL-Cholesterins hat wenig mit dem Eierverzehr zu tun, sondern ist eine direkte Folge der hormonellen Umstellung in der Lebensmitte.

Der Hormonbauch beeinflusst den Körper

Der Hormonbauch trägt in mehrfacher Weise dazu bei, dass Muskeln und Knochen verstärkt abgebaut werden:

- Die Muskeln reagieren schlechter auf Wachstumsreize, bauen verstärkt ab und Fett lagert sich zwischen den Muskelfasern ein.
- Auch in den Knochen lagert sich Fett ein. Gleichzeitig fehlt die nötige Belastung, um die Knochen stark zu halten – der Abbau beginnt.
- Der Darm ist umgeben vom viszeralen Bauchfett. Dieses Fettgewebe sendet ununterbrochen Botenstoffe aus. Es fördert Entzündungen, stört das Darmmikrobiom und verschlechtert die Aufnahme wichtiger Nährstoffe. Außerdem mindert es die Verfügbarkeit von Protein und Aminosäuren, die für den Aufbau von Muskeln und Knochen entscheidend sind.

Der Hormonbauch ist also nicht nur ein ästhetisches Thema. Er sendet ständig negative Signale aus, die Ihren ganzen Körper schwächen: Muskeln bauen ab, Knochen verlieren Stabilität, Entzündungen breiten sich aus.

Folgen eines Hormonbauchs

Muskel

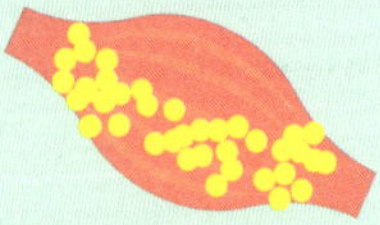

Fett lagert sich in der Muskulatur ein

Kraftverlust, weniger Stabilität, beschleunigter Muskelabbau

Knochen

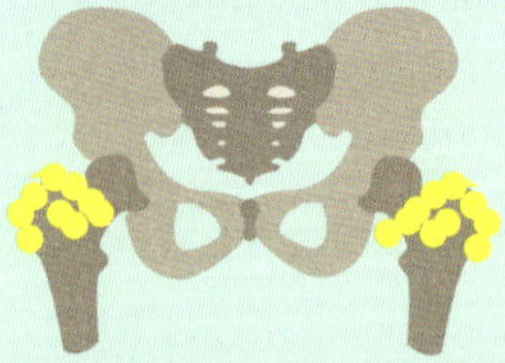

Fett lagert sich auch im Knochen ein

geringe Belastung, Schwäche und Schmerzen, Knochenabbau, höheres Frakturrisiko

Darm- und Fettgewebe

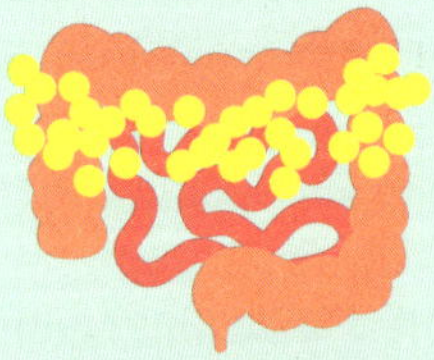

Viszerales Fett löst chronische Entzündungen aus, verändert das Mikrobiom und stört die Nährstoffaufnahme

geringere Eiweiß- und Nährstoffversorgung

Schwache Muskeln, schmerzende Gelenke ab 50 – was Studien zeigen:

- Frauen verlieren im Erwachsenenalter zwischen dem 30. und 80. Lebensjahr durchschnittlich 20 bis 30% ihrer Muskelmasse; in Einzelfällen kann der Verlust bis zu 50% betragen.[31]
- Muskeln und Knochen verfetten.[32]
- Die Kombination aus Muskel- und Knochenschwund, die Osteosarkopenie, erhöht das Risiko für Knochenbrüche deutlich.[33]
- Die Sterblichkeit nach einem Knochenbruch ist bei Osteosarkopenie deutlich höher als bei Frauen mit isolierter Osteoporose.
- Neue Forschung zeigt, dass viszerales Bauchfett die Knochengesundheit zusätzlich schwächen kann.[34]
- Frauen mit einem Bauchumfang von 88 cm oder mehr haben, selbst bei normalem BMI, ein höheres Risiko für verkürzte Lebenszeit.[35]

Was der Hormonbauch mit dem Gehirn macht

Ein Hormonbauch ist nicht nur ein Risiko für die körperliche Gesundheit, sondern auch für die geistige Gesundheit. Studien zeigen, dass viszerales Bauchfett das Gehirn beeinträchtigen kann. Personen mit mehr innerem Bauchfett schneiden in Gedächtnistests oft schlechter ab. Außerdem zeigen sie häufiger Veränderungen im Gehirn, insbesondere in der weißen Substanz, die für die Informationsweiterleitung verantwortlich sind. Auch die kleinen Blutgefäße, die für die Versorgung des Gehirns entscheidend sind, sind häufiger betroffen.[36]

Darüber hinaus gilt das viszerale Bauchfett als noch gefährlicher als zu viel Gewicht oder ein hoher BMI. Es kann zu Insulinresistenz, stillen Entzündungen oder Arterienverkalkung führen, was sich alles negativ auf Ihre geistige Leistungsfähigkeit auswirken kann.[37] Viszerales Bauchfett senkt schützende Hormone wie Adiponektin.[38] Das kann im Laufe der Zeit Veränderungen im Gehirn verursachen, die sich auf Gedächtnis, Konzentration und emotionale Ausgeglichenheit auswirken können.

Forscherinnen und Forscher haben zudem herausgefunden: Mit steigendem Bauchfett schrumpfen wichtige Gehirnbereiche, die für Sprache, Erinnerungen und Gefühle zuständig sind.[39] Dort lagert sich auch verstärkt das sogenannte Amyloid-Protein ab – ein Stoff, der mit Alzheimer in Verbindung steht.[40]

Was bedeutet das für Sie? Je früher Sie etwas gegen diese Prozesse unternehmen, desto besser. Denn: Wenn Sie das Bauchfett reduzieren, schützen Sie Ihr Gehirn.

Hormone, Schilddrüse und der Hormonbauch

Lernen Sie die wichtigsten Hormone und ihre Aufgaben kennen. Dann können Sie die Veränderungen während der Wechseljahre verstehen und dem Hormonbauch vorbeugen.

Der Begriff Hormonbauch ist zwar kein medizinischer Fachbegriff, beschreibt aber treffend, was im Körper hormonell geschieht. Hormone steuern alle entscheidenden Abläufe in Ihrem Körper – sie beeinflussen, wie viel Energie Sie haben, wie Ihr Stoffwechsel arbeitet und wo sich Körperfett ansammelt. Sie bestimmen mit, wie Sie sich fühlen, wie Sie mit Stress umgehen und wann Sie satt oder hungrig sind.

Während der Wechseljahre gerät dieses fein abgestimmte System ins Wanken, bevor es sich nach und nach auf einem neuen, stabilen Niveau einpendelt.

Östrogen – Ihr Schutz vor Bauchfett

Östrogen, das zentrale weibliche Hormon, übernimmt im Körper eine wichtige Schutzfunktion. Es wirkt entzündungshemmend, verbessert die Durchblutung und sorgt dafür, dass überschüssiges Fett vor allem an Hüften und Oberschenkeln gespeichert wird. Diese typische »weibliche« Fettverteilung ist gesundheitlich weit weniger riskant als das viszerale Bauchfett. Mit Beginn der Wechseljahre sinkt der Östrogenspiegel – und damit verliert der Körper diesen natürlichen Schutz. Die Folge: Innerhalb von nur acht Jahren steigt bei Frauen das viszerale Bauchfett um rund 36 %, das Unterhautfett um etwa 25 % – und das, obwohl Gewicht und Aktivitätsniveau oft unverändert bleiben.

Was viele nicht wissen: Östrogen beeinflusst nicht nur, wo Fett gespeichert wird, sondern auch unser Essverhalten.[41]

- Östrogen fördert die Ausschüttung des Sättigungshormons GLP-1 – wirkt ähnlich wie moderne Abnehmspritzen.
- Östrogen bremst das Hungergefühl (über das Hormon Ghrelin) und verstärkt das Sättigungssignal (über Cholezystokinin).

Sinkt das Östrogen, essen wir unbewusst mehr, weil wir deutlich später Sättigung verspüren und zu schnell wieder hungrig werden.

Östrogen und Testosteron

Während der Östrogenspiegel sinkt, bleibt Testosteron relativ stabil. Das Verhältnis von Testosteron zu Östrogen steigt somit – dadurch verschiebt sich das Verhältnis in Richtung Testosterondominanz und genau das fördert die Einlagerung von Bauchfett. Studien bestätigen: Je höher das Verhältnis von Testosteron zu Östrogen, desto größer ist das Risiko für Insulinresistenz, Fettstoffwechselstörungen und Typ-2-Diabetes. Ein ähnliches Muster zeigt sich übrigens auch bei jüngeren Frauen mit dem polyzystischen Ovarialsyndrom (PCOS), bei denen ebenfalls vermehrt Bauchfett gespeichert wird. Das zeigt: Es ist nicht nur der absolute Hormonwert entscheidend, sondern das Zusammenspiel.

Progesteron – der unterschätzte Mitspieler

Progesteron spielt eine indirekte Rolle bei der Entstehung eines Hormonbauchs. Es beeinflusst die Fettverteilung nicht direkt, wirkt aber in Synergie mit Östrogen und unterstützt die Proteinsynthese, die für den Erhalt der Muskelmasse unerlässlich ist. Studien deuten darauf hin, dass ein dauerhaft niedriger Progesteronspiegel den Muskelabbau fördern kann. Da weniger Muskelmasse zu einem geringeren Grundumsatz und damit zu einer geringeren Kalorienverbrennung führt, könnte ein chronisch niedriger Progesteronspiegel indirekt zur Entstehung eines Hormonbauchs beitragen. Eine Untersuchung zeigte, dass die Einnahme von Progesteron bei Frauen nach den Wechseljahren die Muskelproteinsynthese anregen kann.[42]

FSH steigt

Ein weiteres Hormon, das jetzt eine immer größere Aufmerksamkeit in der Forschung bekommt, ist das Follikelstimulierende Hormon (FSH). Man kann sich FSH wie einen Lautstärkeregler vorstellen: Solange genug Östrogen da ist, bleibt FSH relativ niedrig. Doch wenn der Östrogenspiegel sinkt, dreht der Körper FSH hoch, um die Eierstöcke anzutreiben – allerdings ohne Erfolg. Da die Eierstöcke immer weniger arbeiten, bleibt FSH dauerhaft auf einem hohen Niveau.

Wirkungen von FSH

- FSH regt die Fettbildung an – vor allem im Bauchbereich.
- FSH hemmt die Fettverbrennung, auch wenn Sie sich gesund ernähren und bewegen.
- FSH verstärkt die Wirkung von Stresshormonen wie Kortisol – das bedeutet: mehr Bauchfett trotz gesunder Lebensweise.
- Viszerales Bauchfett hat besonders viele FSH-Rezeptoren – deshalb reagiert es besonders stark auf diesen Hormonanstieg.

Neuere Studien zeigen, dass dies direkt zur Entwicklung des Hormonbauchs in den Wechseljahren beiträgt. FSH beeinflusst direkt die Fettzellen im Bauchbereich. Es aktiviert spezifische Enzyme, die Zucker in Fett umwandeln, und blockiert gleichzeitig Enzyme für den Fettabbau im Bauch. Dadurch wird immer mehr Fett im Bauch gespeichert – selbst wenn Sie nicht mehr essen als vorher oder sich nicht weniger bewegen.[43]

Insulin und Insulinresistenz

Wenn es um den Hormonbauch geht, lohnt sich der Blick auf eine besonders stille, aber sehr einflussreiche Hormonveränderung: die Insulinresistenz. Diese ist ein wichtiger, aber oft übersehener Faktor, der in den Wechseljahren zur Entstehung des Hormonbauchs beiträgt.

Insulin ist ein lebenswichtiges Hormon, das dafür sorgt, dass Zucker aus dem Blut in die Zellen, zum Beispiel in die Muskelzellen, gelangt, wo er verstoffwechselt wird und dabei Energie liefert. Doch wenn der Östrogenspiegel sinkt, reagieren die Körperzellen zunehmend schlechter auf Insulin. Mediziner sprechen hier von einer Insulinresistenz.

Die Bauchspeicheldrüse schüttet daraufhin immer mehr Insulin aus – der Blutzuckerspiegel bleibt dennoch hoch. Überschüssiger Zucker wird dann vermehrt in Fett umgewandelt und gespeichert, vor allem im Bauchbereich. Diese Insulinresistenz spielt eine zentrale Rolle bei der Entstehung von Typ-2-Diabetes, wird aber oft schon Jahre vorher durch die Bildung von Bauchfett sichtbar. Besonders betroffen sind Frauen mit genetischer Veranlagung, erhöhtem Körpergewicht oder chronischem Stress.

Eine Insulinresistenz kann sowohl Ursache als auch Folge von viszeralem Bauchfett sein – ein Teufelskreis, den Sie aktiv durchbrechen können.

Lassen Sie deshalb frühzeitig Ihre Blutzuckerwerte prüfen:

- Nüchternglukose
- Langzeitblutzucker (HbA1c)
- bei Verdacht auf eine Insulinresistenz: Zuckerbelastungstest mit gleichzeitiger Bestimmung des Insulinspiegels

- HOMA-Index als ein Screening- oder Verlaufsmessinstrument
- moderne kontinuierliche Glukosemessung

Schilddrüse als Teil eines Teufelskreises

Haben Sie auch schon gedacht: »Vielleicht liegt mein Hormonbauch ja an der Schilddrüse?« Tatsächlich kursiert dieser Gedanke häufig – doch ganz so einfach ist es nicht.

Die Schilddrüse ist ein zentrales Stoffwechselorgan. Sie produziert die Hormone T3 (Trijodthyronin) und T4 (Thyroxin) – beide in ihrer freien, aktiven Form auch als fT3 und fT4 bezeichnet. Die Ausschüttung wird durch das übergeordnete Steuerhormon TSH (Thyreoidea-stimulierendes Hormon) reguliert, das aus der Hypophyse im Gehirn kommt.

Eine Unterfunktion der Schilddrüse – also eine verminderte Hormonproduktion – wird oft für unerklärliche Gewichtszunahme verantwortlich gemacht. Doch in der Praxis zeigt sich: Selbst bei deutlichem Hormonmangel nimmt man meist nur 5–7 Kilo zu – vor allem durch Wassereinlagerungen, nicht durch Fett. Leicht erhöhte TSH-Werte (z. B. 4–10 µU/mL) bleiben oft sogar ohne spürbare Gewichtsauswirkungen.

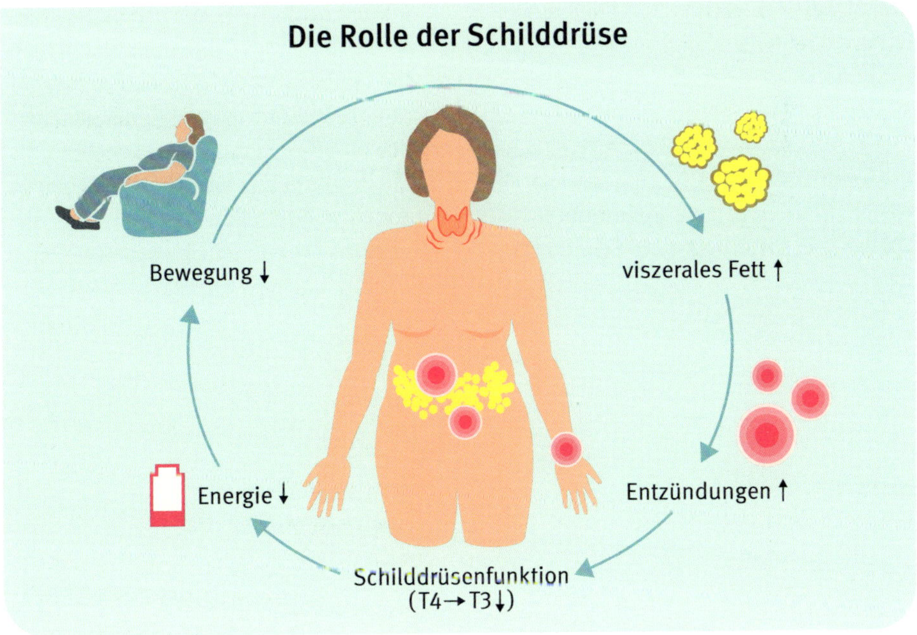

Was viele nicht wissen: Das viszerale Bauchfett kann die Schilddrüsenfunktion beeinträchtigen. Und das ist der Anfang eines Teufelskreises, in dem ein Mehr an Bauchfett letztendlich die Schilddrüsenfunktion so beeinträchtigt, dass man weniger Energie hat, um Sport zu machen. Das wiederum führt zu noch mehr Bauchfett.

Anfangs versucht der Körper noch gegenzusteuern: fT3 wird vermehrt gebildet, um gegen das überschüssige Fett anzukämpfen. Doch langfristig bringt das viszerale Fett das feine Hormongleichgewicht durcheinander – die Umwandlung des »Speicherhormons« fT4 in das aktive fT3 wird gestört. Die Folge: Sie fühlen sich müde, kraftlos, obwohl die Schilddrüsenwerte auf den ersten Blick unauffällig erscheinen.

Ein erhöhter fT3-Wert – ein Frühwarnzeichen?

Neuere Studien zeigen: Ein erhöhter fT3-Spiegel (bei sonst normaler Schilddrüse) kann auf einen beginnenden Hormonbauch hindeuten, besonders bei Frauen in und nach den Wechseljahren:[44]

Beobachtungen aus Studien:

- Frauen mit mehr Bauchfett haben häufiger erhöhte fT3-Werte, obwohl TSH und fT4 unauffällig sind.
- Das fT3/fT4-Verhältnis ist bei hohem viszeralen Fettanteil oft auffällig erhöht.
- fT3 kann als kompensatorischer Mechanismus steigen – oder als Folge von chronischer Entzündung.

Was Sie jetzt tun können:

- Lassen Sie Ihren TSH-Wert kontrollieren.
- Bei erhöhtem Nüchternblutzucker, erhöhten Blutfetten oder erhöhtem Blutdruck und einer Taille über 80 cm sollten auch fT3 und fT4 bestimmt werden, um die Schilddrüsenfunktion ganzheitlich zu bewerten.
- Ein erhöhter fT3-Wert bei gleichzeitig zunehmendem Bauchfett sollte als ein Warnzeichen gesehen werden.

Weitere komplexe Einflussfaktoren

Die Darmgesundheit, die Stressbelastung und auch die Schlafqualität beeinflussen Ihren Hormonhaushalt und damit Ihre Gesundheit.

Um die Entstehung eines Hormonbauchs gut zu verstehen und ganzheitlich anzugehen, müssen wir den Körper in seinen komplexen Wechselwirkungen betrachten. In diesem Kapitel lernen Sie, welche Rolle die Darmgesundheit, die Stressbelastung und auch die Schlafqualität spielen und wie sie zur Ausbildung eines Hormonbauchs beitragen.

Darmgesundheit

Wussten Sie, dass der Östrogenspiegel in den Wechseljahren Ihr Darmmikrobiom beeinflusst? Studien zeigen eine enge Wechselwirkung: Sowohl Östrogenspiegel als auch der Darmmikrobiom wirken aufeinander und können Gewicht, Bauchfett, Entzündungen, Knochengesundheit und Stimmung beeinflussen.[45]

Was ist das Östrobolom?

Ein bestimmter Teil Ihres Mikrobioms, das sogenannte Östrobolom, ist darauf spezialisiert, Östrogene wieder zu aktivieren. Eigentlich scheidet Ihre Leber überschüssige Östrogene über die Galle aus. Doch bestimmte Darmbakterien können sie »recyceln« und dem Körper erneut zur Verfügung stellen. Ist das Darmmikrobiom aus dem Gleichgewicht geraten, funktioniert dieser Prozess schlechter – und es steht weniger aktives Östrogen zur Verfügung. Die Folge: Ihre

Wechseljahresbeschwerden können sich verstärken. Umgekehrt beeinflussen sinkende Östrogenspiegel auch Ihre Darmbakterien.

Wenn das Darmmikrobiom aus dem Gleichgewicht gerät

Untersuchungen zeigen, dass bei vielen Frauen ab 50 das Verhältnis bestimmter Bakterienarten sich verschiebt, was die Stabilität Ihrer Darmbarriere beeinträchtigen kann. Forschende konnten zeigen, dass die Darmschleimhaut in den Wechseljahren durchlässiger wird. Dabei können kleinste Bestandteile von Bakterien in den Blutkreislauf gelangen, was stille Entzündungen begünstigt. Diese wiederrum stehen in Verbindung mit Fettstoffwechselstörungen, Erschöpfung, depressiven Verstimmungen und Knochenschwäche.

Gleichzeitig fehlen häufig Bakterien, die kurzkettige Fettsäuren wie Butyrat bilden. Diese sind wichtig für eine stabile Darmschleimhaut, wirken entzündungshemmend und unterstützen eine ausgeglichene Blutzuckerreaktion. Fehlen sie, steigt das Risiko für Insulinresistenz – ein zentraler Faktor beim Hormonbauch.

Stress und seine Auswirkungen

»Ich schlafe eigentlich ausreichend, aber morgens bin ich völlig erschöpft« – diesen Satz höre ich häufig. Manchmal wird er noch von einem weiteren Satz ergänzt: »Mein Leben hat sich nicht wesentlich verändert, aber ich komme mit Stress einfach nicht mehr klar.« Beide Aussagen hängen zusammen. Schlaf und Stress steuern Energie, Hormone, Hungergefühl,

Helfen Sie Ihrem Östrobolom

Was Ihr Östrobolom schützt

Leinsamen (z. B. ins Müsli), fermentierte Lebensmittel wie Sauerkraut, Tempeh, Joghurt oder gereifte Käsesorten, viele Ballaststoffe aus Gemüse, Hülsenfrüchten und Hafer sowie pflanzliche Farb- und Schutzstoffe aus Beeren, schwarzem Tee und grünem Gemüse. Genauso wichtig: tägliche Bewegung, ausreichend Schlaf und gezielte Stressreduktion.

Was Ihr Östrobolom stört

Zucker und Weißmehl, stark verarbeitete Lebensmittel, regelmäßiger Alkoholkonsum, Nikotin und dauerhafter Stress. Auch wiederholte Antibiotika-Gaben können das Östrobolom langfristig aus dem Gleichgewicht bringen.

Fettverteilung und die Fähigkeit des Körpers, nachts zu regenerieren. Vor allem in den Wechseljahren wird diese Verbindung deutlich.

Warum macht Stress einen dicken Bauch?

Unser Körper kennt grundsätzlich zwei Zustände: Aktivierung (Stress) und Entspannung (Ruhe). Kurzzeitiger Stress kann sogar hilfreich sein, zum Beispiel, um schnell zu reagieren oder fokussiert zu arbeiten. Doch wenn der Stresslevel dauerhaft erhöht bleibt, schüttet der Körper vermehrt Kortisol aus, unser zentrales Stresshormon. Es sorgt dafür, dass der Körper Zuckerreserven mobilisiert. Kurzfristig ist das überlebenswichtig, aber dauerhaft macht Kortisol uns krank. In den Wechseljahren steigt zudem die Empfindlichkeit gegenüber Reizen. Alltägliche Stressoren wie unerledigte Aufgaben, Beziehungskonflikte, Zeitmangel, Pflege von Angehörigen, Kindererziehung und Unzufriedenheit mit dem eigenen Aussehen senden ständig Alarmsignale.

Die Großhirnrinde nimmt die »Gefahr« wahr und alarmiert den Hypothalamus, das Steuerzentrum im Gehirn. Dieser aktiviert die Hypothalamus-Hypophysen-Achse, die Stresshormone wie Kortisol, Adrenalin und Noradrenalin ausschüttet und gleichzeitig die Produktion der Zyklushormone (FSH, LH) bremst. Langfristig gerät so die Hypothalamus-Hypophysen-Ovar-Achse aus dem Takt, was zu Zyklusstörungen, hormonellen Schwankungen, einem verfrühten Nachlassen der Eierstockfunktion und manchmal sogar einer vorzeitigen Menopause führt. Viele der Beschwerden, die Frauen in der Lebensmitte erleben, haben ihren Ursprung in einem dauerüberlasteten Nervensystem, das nie zur Ruhe kommt.

Wenn Stress sich am Bauch zeigt: Die Rolle von Kortisol

Kortisol ist das wichtigste Stresshormon. Es hilft bei akuter Belastung. Bleibt es durch chronischen Alltagsstress, Überforderung, Schlafmangel oder stille Entzündungen dauerhaft erhöht, schaltet der Körper auf »Sparmodus« und lagert bevorzugt Fett in der Körpermitte ein. Studien zeigen, dass Fettzellen im Bauchbereich besonders viele Kortisol-Rezeptoren besitzen.[46] Deshalb reagiert gerade diese Region so sensibel auf chronischen Stress. Gleichzeitig verstärkt Kortisol den Appetit – vor allem auf Zucker und Fett – und bremst die Fettverbrennung. Ein Zusammenspiel, das fast automatisch zu einem wachsenden Bauch führt.

Typische Anzeichen für einen Hormonbauch durch Kortisol-Überschuss:

- zunehmender Bauchumfang trotz unverändertem Lebensstil
- häufig Heißhunger auf Süßes oder Salziges
- Schlafprobleme, Erschöpfung, Stimmungsschwankungen
- erhöhte Blutzucker- und Cholesterinwerte
- stärkere Neigung zu Wasseransammlungen

Weniger Schlaf – mehr Bauchfett

Vielleicht kennen Sie das: Früher haben Sie durchgeschlafen, heute liegen Sie nachts oft wach, wälzen sich hin und her oder wachen viel zu früh auf. Über 50 % aller Frauen in den Wechseljahren berichten von solchen Schlafproblemen.[47]

Warum Schlaf so entscheidend ist

Guter Schlaf ist lebenswichtig, da er die Reparaturprozesse im Körper unterstützt. Während des Tiefschlafs wird das Stresshormon Kortisol heruntergefahren und das »innere Aufräumprogramm« gestartet. Das Immunsystem wird gestärkt, der Blutzucker reguliert und die Hormonausschüttung finden in ihren natürlichen Rhythmus zurück. Genau diese nächtliche Regeneration brauchen Sie, um Entzündungen zu reduzieren, Fett zu verbrennen und Ihre Hormonbalance zu stabilisieren. Doch was passiert, wenn der Schlaf fehlt oder gestört ist?

Nächtliches Aufwachen

Wird dieser Regenerationsprozess gestört – etwa durch zu wenig oder unruhigen Schlaf –, geraten Ihre Körperfunktionen aus dem Takt. Dadurch fühlen Sie sich müde, greifen schneller zu Zuckerhaltigem und haben mehr Appetit. Gleichzeitig reagiert Ihr Körper schlechter auf Insulin, was die Fettspeicherung in der Bauchregion begünstigt.[48]

Eine neue Studie zeigt, dass Schlafmangel bei Frauen ab 50 den Fettabbau blockiert und die Fettzunahme unabhängig von der Kalorienaufnahme verstärkt.[49] Die Forscher fanden auch heraus, dass bei Schlafmangel die Fettzellen im Bauchraum weniger empfindlich auf Signale reagierten, die den Fettabbau anregen. Das Fettgewebe wurde quasi »taub« für den Reiz zur Fettverbrennung. Frauen, die nachts regelmäßig aufwachen, bauen messbar weniger Körperfett ab – besonders, wenn in den Wechseljahren der Östrogenspiegel sinkt.[50].

Man kennt drei zentrale Mechanismen, wie Schlafmangel den Hormonbauch begünstigt:

1. Die Hunger- und Sättigungshormone geraten aus dem Gleichgewicht: Schlechter Schlaf senkt Leptin (Sättigung) und erhöht Ghrelin (Hunger). Der Appetit steigt – vor allem auf Zu-

cker und schnelle Kohlenhydrate. Vielen fällt es schwerer, Portionen zu steuern und Sättigung rechtzeitig zu spüren.

2. Der Kortisolspiegel bleibt dauerhaft erhöht: Kortisol ist appetitanregend und fördert die Fettspeicherung am Bauch und erschwert gleichzeitig die Fettverbrennung. Zudem steigt die Insulinresistenz.
3. Der Blutzuckerstoffwechsel wird gestört: Tiefschlaf stabilisiert den Zuckerstoffwechsel. Ist er unzureichend, reagiert der Körper schlechter auf Insulin; der Blutzucker steigt schneller nach Mahlzeiten, Bauchfett wird begünstigt. Schon weniger als sechs Stunden pro Nacht können diesen Effekt messbar auslösen.

Besser schlafen ab 50 – Tipps für erholsame Nächte

Halten Sie feste Schlafenszeiten ein – auch am Wochenende. 7–8 Stunden Schlaf pro Nacht unterstützen den Hormonhaushalt, die Stimmung und die Regeneration. Dimmen Sie abends das Licht und reduzieren Sie die Bildschirmhelligkeit. Schlafen Sie in kompletter Dunkelheit – nutzen Sie Schlafmasken oder Verdunklungsvorhänge.

Entfernen Sie Fernseher und Geräuschquellen aus dem Schlafzimmer. Ohrstöpsel helfen bei Lärm. Stoppen Sie Gedankenkreisen durch Abendrituale: Tagebuch schreiben, Bauchatmung oder progressive Muskelentspannung schalten den Körper auf Schlaf um.

Kurze Nickerchen (bis 30 Minuten) am frühen Nachmittag sind in Ordnung – längere oder spätere Naps stören den Nachtschlaf. Meiden Sie nachmittags Koffein, Alkohol reduziert den Tiefschlaf. Essen Sie abends leicht, mindestens 2–3 Stunden vor dem Schlafengehen.

Bei Hitzewallungen kann eine individuell angepasste menopausale Hormontherapie sehr wirksam sein. Alternativ können Ärzte hormonfreie Medikamente wie Fezolinetant verschreiben.

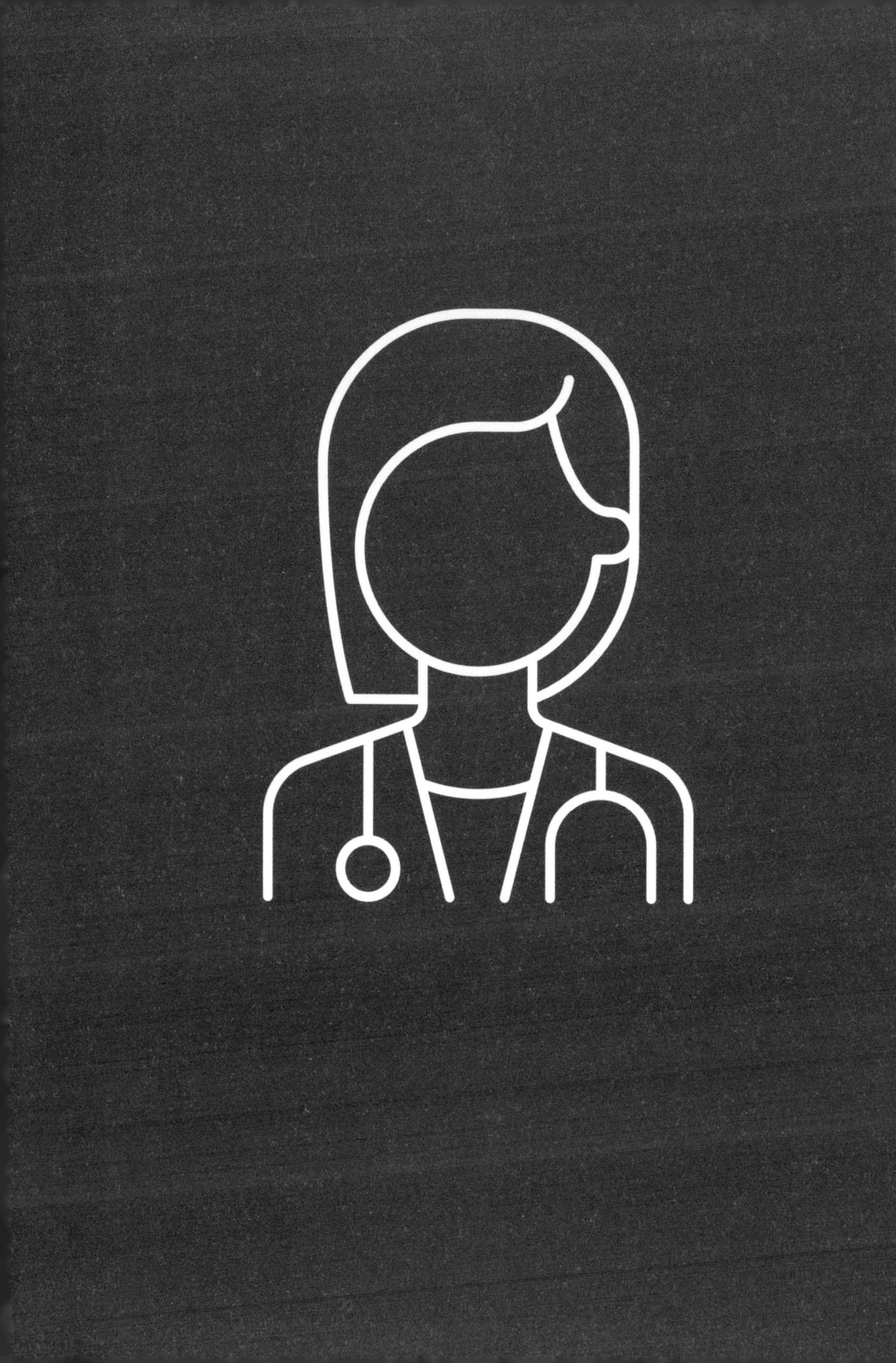

Diagnostik bei einem Hormonbauch

Um einen Hormonbauch zu erkennen, ist eine umfassende Diagnostik notwendig. Gut vorbereitet können Sie sicher sein, dass alle Faktoren berücksichtigt werden.

Vorbereitung auf den Arzttermin

Lesen Sie, wann Sie ärztliche Unterstützung benötigen, welche Fragen Sie stellen sollten, wie Sie sich vorbereiten und welche Untersuchungen wichtig sind.

Sie haben in den letzten Abschnitten erfahren, warum sich mit den Jahren ein Hormonbauch entwickeln kann – und wie Ihre Hormone, Ihre Muskelmasse, Ihr gewohnter Lebensstil, aber auch Stress und Schlaf damit zusammenhängen. Vielleicht war Ihnen vorher gar nicht bewusst, dass sich hinter dem Bauchfett auch ein medizinisch relevantes Warnsignal verbergen kann – ein Hinweis auf tiefgreifende Veränderungen im Stoffwechsel und stille Entzündungen im Körper.

Zwei Arten von Arztterminen

Grundsätzlich gibt zwei verschiedene Arten von Arztterminen. Beide erfüllen einen unterschiedlichen, aber wichtigen Zweck:

- Vorsorgetermine – zur Prävention und langfristigen Gesundheitsplanung
- problemorientierte Termine – wenn bereits Beschwerden oder Symptome aufgetreten sind oder eine gezielte Therapie nötig ist

Warum sollten Sie zwischen diesen Arten von Arztterminen unterscheiden und das ganz bewusst bei der Terminplanung berücksichtigen? Ganz einfach: Beide Anliegen brauchen ihre eigene Zeit. Wobei problemorientierte Termine, zum Beispiel über Beschwerden in den Wechseljahren, Beratung zur Hormontherapie oder eine unerklärliche Gewichtszunahme, oft mehr Beratungszeit benötigen als reine Vorsorgetermine.

Mein Tipp: Vereinbaren Sie einen separaten Termin – nur für Ihre Fragen zu den Wechseljahren, für Ihre Sorgen rund um Gewicht, Hormonbauch, Energie, Stimmung oder Schlaf. So kann sich Ihr Arzt bzw. Ihre Ärztin gezielt vorbereiten, ohne unter Zeitdruck zu geraten – und sich genügend Zeit für Sie blocken. Und Sie? Sie bekommen endlich den Raum, Ihre Fragen zu stellen – und das Gefühl, wirklich gehört und verstanden zu werden.

Natürlich ist nicht jedes Symptom gleich automatisch ein Zeichen der Wechseljahre. Deshalb ist eine gründliche ärztliche Abklärung wichtig, um andere Ursachen auszuschließen. Zyklisch auftretende Symptome wie Migräne, Hautveränderungen, Brustschmerzen oder Stimmungsschwankungen sind jedoch ein starker Hinweis auf hormonelle Ursachen – bis das Gegenteil ärztlich ausgeschlossen wurde.

Wann Sie zum Arzt bzw. zur Ärztin gehen sollten

Achten Sie auf diese möglichen Anzeichen für hormonelle Veränderungen. Wenn diese Symptome häufig auftreten und Ihre Lebensqualität einschränken, ist es sinnvoll, ärztlichen Rat einzuholen:

- Schlafstörungen, unruhiger Schlaf, Erschöpfung – morgens wie gerädert
- Müdigkeit, die auch nach dem Wochenende nicht besser wird
- Stimmungsschwankungen, Reizbarkeit
- Herzklopfen, Hitzewallungen, plötzliches Schwitzen
- Schwierigkeiten, sich zu konzentrieren oder Dinge zu merken
- Gelenk- oder Muskelschmerzen ohne klaren Grund
- zyklische Beschwerden wie Migräne, Brustspannen, Hautveränderungen
- unregelmäßige Menstruation oder Zwischenblutungen
- häufige Blasenentzündungen, vaginale Trockenheit

Wie finde ich den richtigen Arzt für meinen Hormonbauch?

»Ich trau mich kaum, es noch mal anzusprechen …« – Vielleicht haben Sie schon erlebt, dass man Ihre Beschwerden abgetan hat. Dass Sie das Gefühl hatten, nicht ernst genommen zu werden. Dass man Ihnen sagte: »Das ist kein Hormonbauch – essen Sie einfach weniger und bewegen Sie sich mehr.« Oder: »Sie sind doch noch viel zu jung für die Wechseljahre.« Verständlich, dass Sie dann das Vertrauen in ärztliche Hilfe verlieren.

Leider sind das Thema Wechseljahre und die individuelle Hormontherapie noch kein fester Bestandteil der medizinischen Ausbildung. Viele Ärzte sind damit nicht ausreichend vertraut. Fragen Sie deshalb bei Ihrem jetzigen Arzt bzw. Ihrer Ärztin offen nach: »Fühlen Sie sich sicher darin, mich durch die Wechseljahre zu begleiten und meine Gewichtszunahme am Bauch richtig einzuordnen und zu behandeln?«. Viele Ärzte werden offen antworten – und im Zweifel an Kolleginnen oder Kollegen mit Erfahrung weiterverweisen.

Es gibt Ärztinnen und Ärzte, die sich genau auf dieses Thema spezialisiert haben. Holen Sie sich fachliche Unterstützung – auch wenn es bedeutet, einen neuen Weg einzuschlagen und sich an neue Fachärzte zu wenden. Wichtig ist nur eins: dass Sie sich ernst genommen und gut aufgehoben fühlen – medizinisch und menschlich.

Das Beste aus Ihrem Arzttermin

Ein Arzttermin dauert meist nur wenige Minuten – und gerade, wenn es um komplexe Themen wie Hormone, Gewicht oder Wechseljahresbeschwerden geht, ist eine gute Vorbereitung Gold wert.

So machen Sie es sich leichter:

- Notieren Sie Ihre Symptome. Am besten mit einem Symptom-Tagebuch oder Tracker. Das hilft, Muster zu erkennen.
- Schreiben Sie sich Ihre wichtigsten Fragen auf. So vergessen Sie im Gespräch nichts.
- Überlegen Sie vorab: Was ist mein dringendstes Anliegen? Was möchte ich in den nächsten drei Monaten angehen? Wie möchte ich mich fühlen?
- Ein paar Beispiele für wichtige Fragen, die Sie Ihrer Ärztin bzw. Ihrem Arzt stellen sollten:
  - »Ich habe Fragen zur Hormontherapie. Kommt das für mich infrage?«
  - »Welche Diagnostik muss gemacht werden, um mein Risiko für Osteoporose, Diabetes, Brustkrebs oder Herz-Kreislauf-Erkrankungen einzuschätzen?«
  - »Welche Ernährung ist jetzt besonders wichtig für mich?«
  - »Welche Bewegung empfehlen Sie mir für meine Lebensphase?«

Hier ist Platz für Ihre Notizen und Fragen zur Vorbereitung auf den Arzttermin:

____

____

____

____

____

____

____

____

____

____

____

____

Anamnese

Vielleicht haben Sie manchmal das Gefühl, Ihre Beschwerden sind zu diffus, zu schwer greifbar – oder einfach schwer zu erklären. Genau das höre ich oft von meinen Patientinnen: »Ich wusste gar nicht, dass das ein Symptom ist – geschweige denn, dass ich das dem Arzt sagen sollte ...«. Damit Sie im Arztgespräch nichts vergessen und sich sicher fühlen, empfehle ich Ihnen vier Fragebögen, für die ich Ihnen Vorlagen (Seite 43) bereitstelle:

- Menopause Rating Scale II: Dieser Fragebogen hilft Ihnen, Ihre Beschwerden besser einzuordnen und strukturiert mit in das Arztgespräch zu nehmen.
- Meno-Check: Ergänzend biete ich Ihnen hier einen weiteren Fragebogen an, den Meno-Check, der die Beschwerden umfassender abfragt.
- Familiäre Anamnese
- Eigenanamnese

Menopause Rating Scale II

Die Menopause Rating Scale II ist ein standardisierter Fragebogen, der die typischen Beschwerden in den Wechseljahren abfragt. Sie wird auch in ärztlichen Leitlinien empfohlen und international zur Bewertung von menopausalen Symptomen eingesetzt.

Der Bogen fragt elf typische Beschwerden ab – und zwar aus drei Bereichen:

- körperliche Veränderungen, z. B. Hitzewallungen, Herzklopfen, Schlafprobleme
- seelisches Befinden, z. B. Stimmungstiefs, Reizbarkeit, innere Unruhe
- Alltag, z. B. Einschränkungen der Bewegung durch Gelenk- oder Muskelschmerzen, Probleme beim Geschlechtsverkehr wegen trockener Scheide, Schmerzen beim Wasserlassen oder Probleme mit der Harninkontinenz

Sie bewerten dabei selbst, wie stark die Beschwerden aktuell sind – von »keine« bis »sehr stark«. Warum ist das hilfreich?

- Sie schaffen eine klare Übersicht für sich selbst: Schon beim Ausfüllen wird Ihnen bewusst: Was ist da eigentlich los in meinem Körper? Viele sind erleichtert, wenn sie sehen: Ich bilde mir das nicht ein. Es gibt dafür Gründe.
- Ihr Arzt bzw. Ihre Ärztin bekommt ein präzises Bild. Gerade bei kurzen Sprechzeiten ist das sehr wichtig. Ihr Arzt bzw. Ihre Ärztin sieht auf einen Blick, wo Sie Unterstützung brauchen – und kann gezielt fragen und passende Therapie vorschlagen.
- Der Fragebogen erleichtert die Kommunikation und wichtige Symptome werden nicht vergessen.
- Der Fragenbogen kann auch bei der Verlaufskontrolle unterstützen. Wenn Sie später eine Therapie beginnen (z. B. Hormontherapie, Ernährungsumstellung oder Stressmanagement), können Sie anhand der Skala vergleichen: Was hat sich verändert? Was ist besser geworden?

Meno-Check: Ihre Vorbereitung auf das Arztgespräch

Ergänzend zu Menopause Rating Scale II (rechte Seite) empfehle ich meine eigene Symptom-Checkliste, den Meno-Check (Seite 44). Denn in meiner täglichen Praxis habe ich festgestellt, dass die Menopause Rating Scale II ein hilfreiches Tool ist – aber sie erfasst nicht alle wichtige Beschwerden, die Frauen mit Hormonbauch in der Lebensmitte erleben. Deshalb habe ich eine zusätzliche Symptom-Checkliste entwickelt. Diese Erweiterung berücksichtigt häufig übersehene Veränderungen wie z. B. starke Gewichtszunahme am Bauch, verstärkter Heißhunger, erhöhter Blutzucker oder erhöhter Blutdruck ohne klare Ursache, niedriger Energielevel oder emotionale Achterbahnfahrten. Sie ergänzt die Menopause Rating Scale II perfekt und hilft, ein noch genaueres Bild zu bekommen.

Mein Tipp: Füllen Sie beide Checklisten in Ruhe zu Hause aus. Notieren Sie zusätzlich, wie viele gute Tage Sie im Monat haben. Das ist eine meiner liebsten Einstiegsfragen in der Praxis: »Wie viele Tage im Monat fühlen Sie sich wirklich wie Sie selbst – mit voller Energie, stabiler Stimmung und klarem Kopf?« Diese Zahl sagt oft mehr aus als viele Laborwerte. Bringen Sie Ihre ausgefüllten Bögen zum nächsten Arzttermin mit.

Allgemeine Anamnese

Ergänzend habe ich Ihnen zwei weitere Fragebögen zusammengestellt. Hier können Sie in der familiären Anamnese (Seite 45) erfassen, welche Erkrankungen in Ihrer engsten Familie (Eltern, Geschwister, Kinder) gehäuft vorkommen sowie in der Eigenanamnese (Seite 46) Ihre eigenen Gesundheitsinformationen gebündelt zusammenstellen.

Diese Vorlagen helfen Ihnen dabei, sich auf Ihr erstes Arztgespräch gut vorzubereiten. Notieren Sie hier Ihre Antworten, damit Sie im Gespräch nichts vergessen und Ihre Ärztin bzw. Ihr Arzt ein umfassendes Bild Ihrer gesundheitlichen Vorgeschichte und familiären Risiken gewinnen kann. Je besser diese Aspekte bekannt sind, desto besser kann Ihre Behandlung und Prävention auf Sie abgestimmt werden.

Wenn Sie alle Listen ausgefüllt haben, haben Sie ein besseres Gespür dafür, dass Beschwerden wie Gewichtszunahme am Bauch, Erschöpfung, Gelenkschmerzen oder schlechter Schlaf auch hormonell mitbedingt sein können und dass sie nicht zufällig auftreten. Viele dieser Veränderungen spürt man. Andere wie hohe Blutzuckerschwankungen, erhöhte Blutfette oder Bluthochdruck verlaufen lange still und bleiben unbemerkt.

Mit dem Ausfüllen der vier Fragebögen sind Sie perfekt auf Ihren Arzttermin vorbereitet.

Vorlagen für die Anamnese

Im Folgenden finden Sie hilfreiche Vorlagen für Ihre Anamnese. Füllen Sie diese als Vorbereitung für Ihren Arztbesuch zu Hause in Ruhe aus.

Menopause Rating Scale II

Bitte bewerten Sie, wie stark die folgenden Beschwerden in den letzten Wochen bei Ihnen aufgetreten sind.

Symptom	keine	leicht	mittel	stark	sehr stark
Hitzewallungen oder Schweißausbrüche	☐	☐	☐	☐	☐
Herzklopfen oder Herzrasen	☐	☐	☐	☐	☐
Schlafstörungen	☐	☐	☐	☐	☐
Niedergeschlagenheit oder gedrückte Stimmung	☐	☐	☐	☐	☐
Reizbarkeit oder Stimmungsschwankungen	☐	☐	☐	☐	☐
innere Unruhe oder Ängstlichkeit	☐	☐	☐	☐	☐
Konzentrations- oder Gedächtnisprobleme	☐	☐	☐	☐	☐
Erschöpfung oder fehlende Energie	☐	☐	☐	☐	☐
Gelenk- oder Muskelschmerzen	☐	☐	☐	☐	☐
trockene Schleimhäute (z. B. Scheide, Augen, Mund)	☐	☐	☐	☐	☐
Probleme beim Wasserlassen (z. B. Harndrang, Blasenschwäche)	☐	☐	☐	☐	☐

Meno-Check

Bitte kreuzen Sie an, wie stark Sie die folgenden Beschwerden in den letzten 3 Monaten bemerkt haben.

Symptom	gar nicht	mittel	stark
stärkere Gewichtszunahme im Bauchbereich	☐	☐	☐
plötzliche Heißhungerattacken auf Süßes oder Salziges	☐	☐	☐
zyklische Verschlechterung von Haut oder Stimmung	☐	☐	☐
vermehrte Wassereinlagerungen (z. B. an Händen, Beinen)	☐	☐	☐
Veränderung der Körperzusammensetzung trotz gleichbleibendem Lebensstil	☐	☐	☐
verminderte Belastbarkeit im Alltag	☐	☐	☐
Gefühl, sich selbst nicht wiederzuerkennen	☐	☐	☐

Zusatzfrage zur Selbstreflexion: Wie viele Tage im Monat fühlen Sie sich wirklich wie Sie selbst – mit voller Energie, stabiler Stimmung und klarem Kopf?

Antwort: ___ / 30 Tagen

Mein Tipp: Füllen Sie die Menopause Rating Scale II und den Meno-Check regelmäßig aus – zum Beispiel alle 3–6 Monate. So erkennen Sie Entwicklungen frühzeitig und können gemeinsam mit Ihrem Arzt bzw. Ihrer Ärztin rechtzeitig reagieren.

Familienanamnese

Familiäre Vorerkrankungen

Erkrankung	Wer ist betroffen? (z. B. Mutter, Vater)	Alter bei Diagnosestellung (wenn bekannt)
☐ Typ-2-Diabetes		
☐ Bluthochdruck		
☐ Herzinfarkt/Schlaganfall		
☐ Osteoporose (Knochenschwund)		
☐ Schilddrüsenerkrankungen		
☐ Brustkrebs		
☐ Eierstockkrebs		
☐ Darmkrebs		
☐ Alzheimer/Demenz		
☐ andere familiäre Erkrankungen		

Eigenanamnese

Fragen zu Ihrer eigenen Gesundheit

	Nein	Ja (wenn nötig, mit Erläuterungen)
Hatten Sie in der Vergangenheit relevante Erkrankungen oder Operationen (Polyzystisches Ovar, Therapie nach Brustkrebs, Entfernung der Gebärmutter)?	☐	☐ ______ ______
Haben Sie bekannte chronische Erkrankungen (Adipositas, autoimmune Erkrankung)?	☐	☐ ______ ______
Nehmen Sie regelmäßig Medikamente ein?	☐	☐ ______ ______
Haben Sie Allergien oder Unverträglichkeiten?	☐	☐ ______ ______
Herz-Kreislauf & Stoffwechsel		
Hatten Sie schon einmal Bluthochdruck?	☐	☐
Hatten Sie erhöhte Blutfettwerte (Cholesterin, LDL, Triglyzeride)?	☐	☐
Besteht eine bekannte Insulinresistenz oder Prädiabetes?	☐	☐
Wurde bei Ihnen eine Fettleber diagnostiziert?	☐	☐
Hormonelle Situation		
Gab es bereits hormonelle Behandlungen (z. B. Pille, Hormonspirale, menopausale Hormontherapie)?	☐	☐ ______ ______

	Nein	Ja (wenn nötig, mit Erläuterungen)
Haben Sie Probleme mit der Schilddrüse?	☐	☐ ______ ______
Mentale Gesundheit		
Hatten oder haben Sie eine Depression?	☐	☐
Erleben Sie häufig emotionalen oder körperlichen Stress?	☐	☐
Leiden Sie regelmäßig unter Migräne?	☐	☐
Haben oder hatten Sie Anzeichen von Erschöpfung oder Burn-out?	☐	☐
Gynäkologische Angaben		
Alter bei der ersten Menstruation	☐	
aktuelle Zykluslänge/Beschwerden	☐	
Alter bei Geburt des ersten Kindes	☐	
Gab es Fehlgeburten oder Kinderwunschprobleme?	☐	☐ ______ ______
Gab es eine Kinderwunschbehandlung?	☐	☐
Gab es Brust- oder Eierstockzysten, Myome, Endometriose?	☐	☐ ______ ______
Hatten Sie während Ihrer Schwangerschaft Komplikationen wie Schwangerschaftsdiabetes, Schwangerschaftsbluthochdruck oder Präeklampsie/HELLP-Syndrom?	☐	☐ ______ ______

Untersuchungen und Laborwerte

Mit Laborwerten, Untersuchungen und Körperanalysen erhalten Sie ein vollständigeres Bild Ihrer Gesundheit und können auch stille Veränderungen sichtbar machen.

Welche Untersuchungen sind in Ihrer Lebensphase – und besonders bei Hormonbauch – wirklich sinnvoll? Lesen Sie, was untersucht werden sollte, und vor allem, warum. Darüber hinaus werden Sie ein besseres Verständnis für Ihre Blutwerte entwickeln, Ihre Vorsorge selbst planen und selbstbewusster beim nächsten Arztbesuch die richtigen Fragen stellen können. Sie erfahren, was Ihrem Körper guttut, welche Ernährung für Sie besser passt und was Sie tun können, um gesund zu bleiben.

Screening auch ohne Beschwerden

Vielleicht denken Sie: »Muss ich wirklich zum Arzt? Ich fühl mich doch eigentlich ganz okay.« Und genau deshalb lohnt sich ein genauer Blick. Viele von uns sind es gewohnt, erst zum Arzt bzw. zur Ärztin zu gehen, wenn etwas weh tut. Hormonbedingte Veränderungen entwickeln sich oft unbemerkt. Denken Sie daran, dass ein Hormonbauch selten das erste Symptom ist, sondern meist das erste sichtbare. Was im Körper stattfindet, bleibt häufig lange unentdeckt: Veränderungen im Blutzucker, stille Entzündungen, eine beginnende Insulinresistenz oder ein erhöhter Blutdruck. Auch Muskelabbau oder Knochenschwund zeigen sich nicht sofort, sondern erst dann, wenn bereits Körpersubstanz verloren gegangen ist. Gerade wenn Sie sich noch fit fühlen, aber erste Veränderungen spüren wie Gewichtszunahme am Bauch trotz gleichem Lebensstil, unruhigen Schlaf oder weniger Belastbarkeit lohnt sich ein strukturierter Gesundheitscheck. Denn viele Erkrankungen lassen sich in einem frühen Stadium nicht nur besser behandeln, sondern oft sogar verhindern. Dazu gehören u. a.:

- Diabetes und gestörte Glukosetoleranz
- Fettstoffwechselstörungen
- Bluthochdruck
- Knochenschwund (Osteoporose)
- Schilddrüsenfunktionsstörungen
- Frühformen von Krebs
- negative gesundheitliche Folgen von Östrogenmangel

Gerade der Knochenabbau ist ein gutes Beispiel: In den ersten fünf Jahren rund um die Wechseljahre verlieren Frauen bis zu 10 % ihrer Knochenmasse an der Wirbelsäule – jedes Jahr etwa 2 %.[51] Wenn Sie erst mit 65 zur ersten Knochendichtemessung gehen – was leider häufig vorkommt –, kann bereits ein Viertel der Knochenmasse verloren sein. Und was einmal weg ist, lässt sich nicht einfach wieder aufbauen. Auch eine spät begonnene Hormontherapie kann dann nur noch das erhalten, was noch vorhanden ist. Was viele nicht wissen: Die Folgen von Osteoporose zählen heute zu den häufigeren Todesursachen bei Frauen. Im Jahr 2019 sind in Deutschland mehr Frauen an den Folgen von Osteoporose gestorben als an Brustkrebs.[52]

Problematisch ist auch: Frauen ab 50 und nach den Wechseljahren bekommen bis heute viel zu selten eine präventive Knochendichtemessung. Eine Studie mit 94 Frauen nach den Wechseljahren zeigte: Rund ein Drittel hatte bereits ein so hohes Risiko, dass eine Messung medizinisch sinnvoll gewesen wäre. Doch keine einzige von ihnen hatte zuvor eine entsprechende Empfehlung von ärztlicher Seite erhalten.[53] Das zeigt, wie wichtig es ist, dass Sie als Patientin gut informiert sind. Denn nur wer Bescheid weiß, kann auch gezielt nachfragen.

Vorsorge kostet – aber es lohnt sich

Ein Punkt, über den man auch selten offen spricht: Viele sinnvolle Untersuchungen werden von den Krankenkassen nicht automatisch übernommen, besonders dann nicht, wenn wir vorausschauend und präventiv handeln wollen. Ich erlebe oft, dass Frauen viel Verantwortung für Familie, Beruf und andere Menschen übernehmen. Und dabei ihre eigene Gesundheit lange hintenanstellen. Auch finanziell. Für die Kinder ist Vorsorge selbstverständlich. Beim eigenen Körper zögert man oft – aus Gewohnheit, Bescheidenheit oder Unsicherheit. Dabei ist Ihre Gesundheit die Basis für alles andere.

Wenn Sie merken, dass sich etwas verändert – durch Gewichtszunahme am Bauch, anhaltende Erschöpfung oder diffuse Gelenkschmerzen –, ist es wichtig, frühzeitig genau hinzusehen. Ich empfehle deshalb: Legen Sie ein kleines persönliches Vorsorgebudget zur Seite, so wie meine Stammpatientinnen es inzwischen tun. Sie wissen, welche Blutwerte und Untersuchungen sie jährlich machen möchten, kennen die Kosten und planen diese Investition fest ein.

Meine Erfahrung: Wer einmal zur Vorsorge kommt, kann eine Erkrankung früh erkennen. Wer regelmäßig kommt, kann ihr oft sogar vorbeugen.

In meiner Praxis arbeite ich mit einem strukturierten Qualitätsmanagement. So kann ich über die Jahre hinweg genau beobachten, wie sich die Gesundheitswerte meiner Patientinnen über Jahre entwickeln. Dadurch erkenne ich frühzeitiger Veränderungen, auch wenn die Werte noch im Normalbereich liegen. Beispielsweise könnte der Blutzucker im letzten Jahr perfekt gewesen sein, dieses Jahr aber knapp unter der oberen Grenze liegen. Für sich genommen wäre das unauffällig, aber im Vergleich zum Vorjahr deutet es auf eine Verschlechterung hin. Wir überlegen dann zusammen:

- Welche Gründe könnte es für diese Veränderung geben?
- Was können wir bei der Ernährung anpassen?
- Welche Bewegung tut Ihnen jetzt gut?
- Was passt zu Ihrem Alltag und was nicht?

Das ist Prävention, wie sie sein sollte: Individuell, wirksam. Und vor allem: rechtzeitig.

Vorsicht vor unnötigen Untersuchungen

In meiner Praxis begegnet mir regelmäßig die gleiche Situation: Frauen, die schon alles durchhaben: IgG-Tests auf über 200 Lebensmittel, Mikrobiomtests, Genanalysen, Irisdiagnostik, Ganzkörper-MRTs – oft begleitet von einer langen Liste an Nahrungsergänzungsmitteln, Darmsanierungskuren und komplizierten Diätplänen.

Sie alle hatten den Wunsch, endlich zu verstehen, warum der Körper nicht mehr so funktioniert wie früher, und die stille Hoffnung: »Irgendwo muss doch die Ursache liegen – irgendetwas muss doch helfen.« Viele erzählen mir, dass sie bei ihren bisherigen Ärzten keine richtigen Antworten bekommen haben oder dass sie mit ihren Beschwerden nicht ernst genommen wurden. Wenn Sie dann auf Social Media auf Beiträge stoßen, die ihre Symptome genau beschreiben, fühlen sie sich zum ersten Mal verstanden. Diese Tests sind jedoch nicht nur teuer, sondern wissenschaftlich nicht anerkannt, teilweise sogar gesundheitlich riskant.

Pseudodiagnosen verzögern die Aufdeckung

Pseudodiagnosen wie Leaky Gut, gestörte Darmflora, multiple Unverträglichkeiten oder Histaminintoleranz werden auf Basis fragwürdiger Laborverfahren gestellt. Die Folge? Restriktive Diäten, komplizierte Lebensmittellisten und monatliche Ausgaben von bis zu 400 Euro für Nahrungsergänzungsmittel. Und am Ende bleibt oft mehr Verunsicherung als Klarheit. Viele geraten in eine Mangelernährung und verlieren Lebensqualität statt Bauchfett. Eine wirklich sinnvolle, medizinisch fundierte Diagnostik wird dann lange hinausgezögert. Wichtige Ursachen hinter dem Hormonbauch bleiben unentdeckt und unbehandelt.

Eine aktuelle Analyse von über 980 Beiträgen zu Diagnostik-Tests auf Instagram und TikTok zeigt[54]:

- In 87 % der Fälle wurde der Nutzen der Tests stark übertrieben.
- In nur 6 % wurde auf mögliche Risiken hingewiesen.
- Über 80 % der Beiträge waren klar versteckte Werbung oder emotional aufgeladen.
- In mehr als der Hälfte wurden die Nutzer und Nutzerinnen direkt zum Test aufgefordert.
- Häufig hatten die Anbieter ein finanzielles Interesse an der Empfehlung.
- Zwei Drittel der Account-Betreiber verdienen direkt an Ihren Klicks, Buchungen oder Bestellungen.

So kritisch ich diese Entwicklung sehe – ich muss auch ehrlich sagen: Die aktuelle Versorgungssituation befeuert sie. Denn diese Angebote füllen eine Lücke, die es eigentlich gar nicht geben dürfte. Unser Gesundheitssystem wird den Bedürfnissen von Frauen in der Lebensmitte bis heute nicht gerecht. Wechseljahre, Hormontherapie, Prävention und Lebensstilmedizin sind nach wie vor kein fester Bestandteil der ärztlichen Ausbildung und werden daher selten in der Sprechstunde thematisiert. Es mangelt an fundierter Weiterbildung und ausreichend Zeit für die Beratung. Das aktuelle System vergütet die Zeit für Patientinnen nicht ausreichend, obwohl das genau das ist, was Frauen in dieser Phase brauchen.

Checkliste: sinnvolle Untersuchungen

Sie haben jetzt erfahren, wie leicht Frauen in der Lebensmitte in eine Spirale aus Selbsttests, Fehldiagnosen und teuren Therapieversprechen geraten können – besonders dann, wenn ihre Beschwerden nicht ernst genommen werden. Diese Checkliste zeigt Ihnen, welche medizinischen Untersuchungen wirklich sinnvoll sind, wenn Sie Veränderungen an Ihrem Körper bemerken. Denn: Nur was richtig erkannt wird, kann auch richtig behandelt werden.

Hormontests beim Hormonbauch

Wenn es um den Hormonbauch geht, setzen viele große Hoffnung auf einen Hormontest: »Dann weiß ich endlich, was los ist.« Doch genau hier entsteht oft ein Missverständnis. Denn so einfach ist es leider nicht. Leider bringt ein Hormontest allein

Checkliste für Untersuchungen

Untersuchung/Blutwert	Wofür ist es wichtig?	Bereits gemacht	Noch zu machen
Knochendichtemessung (DXA)	Früherkennung von Osteoporose		
TSH, fT3, fT4	Bewertung der Schilddrüsenfunktion		
Ferritin, Transferrinsättigung, Transferrin, löslicher Transferrinrezeptor	Erkennung von Eisenmangel oder Überladung		
Vitamin D (25-OH), Parathormon, alkalische Phosphatase	Bewertung der Knochengesundheit		
HbA1c, Nüchternblutzucker	Früherkennung von Diabetes		
Cholesterin, LDL, HDL, Triglyzeride, Non-HDL, Apolipoprotein B, Lipoprotein (a)	Beurteilung des Herz-Kreislauf-Risikos		
Leber- und Nierenwerte (AST, ALT, GFR, Cystatin C)	Organfunktion und Medikamentenverträglichkeit		
hsCRP, BSG, Interleukin 6	Nachweis stiller Entzündungen		
großes Blutbild	allgemeiner Gesundheitsstatus, Anämie		

nicht immer die Klarheit, die man sich erhofft. Ich erkläre Ihnen gerne, warum – und worauf es stattdessen ankommt.

Warum ein Hormontest allein nicht die Antwort liefern kann

In den vergangenen Kapiteln haben Sie erfahren, dass ein Hormonbauch nicht nur durch sinkende Östrogenspiegel entsteht. Er ist vielmehr das Ergebnis eines Zusammenspiels von

- Insulinresistenz,
- Blutzuckerschwankungen,
- Stressreaktionen,
- stillen Entzündungen,
- Muskelabbau und
- vermindertem Ruheenergieverbrauch.

Ein einzelner Hormontest – etwa auf Estradiol oder Progesteron – kann diese Zusammenhänge nicht abbilden. Estradiol gehört übrigens zur Gruppe der Östrogene und ist das wirksamste dieser Hormone. Neben Estradiol gibt es auch Estron und Estriol, aber Estradiol spielt in der Lebensmitte die größte Rolle für Stoffwechsel, Stimmung, Schlaf und Gewicht. Deshalb wird im Labor meist dieser Wert gemessen, wenn von »Östrogen« die Rede ist. Ein solcher Einzelwert kann Hinweise geben – aber er ersetzt keine umfassende Stoffwechsel- und Lebensstilanalyse. Zudem befinden sich Ihre Hormone ab der Perimenopause in einem natürlichen Auf und Ab. Östrogen, Progesteron, FSH, LH – sie schwanken nicht nur von Monat zu Monat, sondern teils sogar mehrmals am Tag. Eine einzelne Laboranalyse ist in dieser Zeit deshalb nur eine Momentaufnahme. Sie halten das Bild an – aber sehen nicht, was davor oder danach passiert. Ein bisschen wie ein Foto vom Meer: Man sieht die Wellen, aber nicht, ob gerade Ebbe oder Flut ist. Das macht die Interpretation schwierig. Und vor allem: nicht besonders hilfreich, wenn es um Entscheidungen geht.

Wann eine Hormonbestimmung sinnvoll ist

Dennoch bin ich nicht grundsätzlich gegen Hormontests. Aber ich bin dafür, sie gezielt und durchdacht einzusetzen.

Zum Beispiel:

- wenn Sie zwischen 40 und 45 Jahren sind und plötzlich Zyklusstörungen oder unerklärliche Beschwerden haben;
- wenn Sie unter 40 sind und der Verdacht besteht, dass Ihre Eierstöcke früher als gewöhnlich ihre Arbeit einstellen;
- wenn Sie versuchen, schwanger zu werden.

In diesen Fällen kann die Bestimmung eines Hormonstatus durchaus hilfreich sein – vorausgesetzt, die Ergebnisse werden fachlich korrekt eingeordnet. Und wenn Sie einfach wissen möchten, ob Ihre Wechseljahre begonnen haben, dürfen Sie Ihre Hormonspiegel natürlich bestimmen lassen. Das ist Ihr gutes Recht.

Aber bitte wissen Sie auch:

- Diese Tests beantworten nicht, ob Sie noch schwanger werden können.
- Sie sagen nicht, wie lange Sie noch verhüten müssen.
- Sie zeigen nicht, ob Sie inneres Bauchfett haben.
- Und sie entscheiden auch nicht allein darüber, ob eine Hormontherapie notwendig ist.

Manchmal sorgt ein Hormontest sogar für zusätzliche Verwirrung: Die Laborwerte sehen »normal« aus – und trotzdem spüren Sie deutlich, dass etwas nicht stimmt. Das Problem: Wenn man sich zu sehr auf Zahlen verlässt, wird dem, was

Sie fühlen, vielleicht keine so große Bedeutung beigemessen. Und dann heißt es schnell: »Ihre Werte sind unauffällig – es können nicht die Wechseljahre sein.«

Leitlinien, wie beispielsweise die der Deutschen Menopausengesellschaft, NICE (UK), NAMS (USA) oder ACOG (USA), geben hierzu klare Empfehlungen. Die Entscheidung für oder gegen eine Hormontherapie wird nicht anhand eines Laborwertes getroffen – sondern auf Basis Ihrer Beschwerden und Ihrer Risikofaktoren.

Konkret heißt das:

- Ein Hormontest ist nicht notwendig, um bei typischen Wechseljahresbeschwerden wie Hitzewallungen, Schlafstörungen oder Stimmungsschwankungen eine Hormontherapie zu beginnen – sofern Sie über 45 Jahre alt sind und der Zyklus bereits unregelmäßiger wird oder ausbleibt.
- Die Diagnose Perimenopause oder Menopause wird in diesen Fällen klinisch gestellt – also auf Basis Ihrer Symptome, nicht auf Basis von FSH- oder Estradiol-Werten.

Ein gutes Arzt-Patientinnen-Gespräch, eine körperliche Untersuchung und gute Basislaboranalyse reichen in fast allen Fällen völlig aus, um die passende Therapie für Sie zu wählen. Hormone schwanken in der Perimenopause ohnehin stark und haben keinen direkten Einfluss auf die Frage, ob Sie eine Hormontherapie erhalten sollten oder nicht.

Speicheltest oder Bluttest, was ist besser zur Hormonbestimmung?

Wenn man sich doch für eine Hormonbestimmung entscheidet, stößt man schnell auf Angebote für sogenannte Speicheltests, die bequem zu Hause durchgeführt werden können. Die Versprechen klingen verlockend: Einfach eine Probe einschicken – und schon weiß man angeblich, »wie es um die Hormone steht«. Die Werbung suggeriert, man könne so »ganz individuell« seine Hormonlage analysieren lassen – ohne Arztbesuch, schnell und unkompliziert. Doch was ist wirklich dran? Ein Speicheltest misst, welche Hormone frei im Speichel vorliegen – also die Anteile, die nicht an Proteine im Blut gebunden sind. Das wirkt zunächst plausibel, denn theoretisch ist es dieser freie Anteil, der im Körper wirksam ist.

Fachgesellschaften wie die Deutsche Gesellschaft für Endokrinologie (DGE), die Deutsche Gesellschaft für Gynäkologie (DGGG) sowie internationale Hormonexperten bewerten Speicheltests kritisch – vor allem dann, wenn sie ohne ärztliche Begleitung oder außerhalb der Forschung eingesetzt werden. Vorteile von Speicheltests: Sie sind einfach, schmerzfrei und können zu Hause durchgeführt werden. Bei bestimmten Fragestellungen wie dem Tagesverlauf von Kortisol sind sie gut geeignet – vor allem in der Forschung und unter ärztlicher Kontrolle.

Aber: Für viele Hormone wie Estradiol und Progesteron sind Speichelwerte laut

Fachgesellschaften sehr ungenau und schwanken stark, z. B. je nach Tageszeit, Stress oder Zyklusphase. Kleine Blutverunreinigungen, z. B. durch Zahnfleischbluten, können bereits das Ergebnis stark verfälschen, ohne dass man es merkt.[55] Die Qualität der Labore, die diese Speicheltests anbieten, ist oft nicht nachvollziehbar. Für viele Hormone wie Estradiol oder Progesteron gibt es keine anerkannten Normwerte im Speichel – was die Ergebnisse schwer interpretierbar macht. Ein Speicheltest allein kann also nicht feststellen, ob Sie in den Wechseljahren sind, und ist somit nicht geeignet zur Diagnose von Zyklusstörungen, zur Vorhersage des Eintritts der Wechseljahre, zum Ausschluss der Fruchtbarkeit oder Hormonmangelzuständen. Auch für die Entscheidung über eine Hormontherapie sind sie nicht zugelassen oder empfohlen.[56]

Was gilt bei laufender Hormontherapie?

Ich kenne viele Frauen, die unter ihrer Hormontherapie regelmäßig – teils alle 3 Monate– ihre Hormonwerte überprüfen lassen. Die Idee dahinter klingt zunächst nachvollziehbar: Die Therapie soll individuell angepasst werden, je nachdem, ob der Hormonspiegel einen »idealen« Wert erreicht hat. Doch laut Fachgesellschaften ist dieses Vorgehen nicht nötig. Die offizielle Empfehlung der International Menopause Society (IMS) lautet: »Zuerst behandeln wir die Patientin – nicht den Laborwert.«[57]

Das bedeutet für Sie: Wenn Sie unter einer Hormontherapie beschwerdefrei sind, sich leistungsfähig fühlen und keine Nebenwirkungen haben, ist eine routinemäßige Hormonkontrolle nicht nötig. Ziel ist nicht, einen »perfekten Laborwert« zu erreichen, sondern dass es Ihnen gutgeht. Sparen Sie sich das Geld für unnötige Laborkontrollen.

Wann kann ein Hormonspiegel zur Therapiekontrolle sinnvoll sein?

Trotzdem gibt es Situationen, in denen ein Hormoncheck zur Kontrolle hilfreich sein kann. Zum Beispiel, wenn nach etwa sechs bis zwölf Wochen Therapie keine spürbare Besserung eingetreten ist oder wenn neue, unangenehme Beschwerden dazukommen. Auch bei Frauen mit vorzeitigen Wechseljahren oder frühzeitiger Einschränkung der Eierstockfunktion, die ein höheres Risiko für z. B. Knochenschwund haben, kann es sinnvoll sein, genauer hinzuschauen.

Wenn Sie den Hormonspiegel bestimmen, ist es übrigens wichtig, welche Form der Therapie Sie anwenden: Der Estradiolwert lässt sich am besten messen, wenn Sie ein Hormonpflaster oder ein Gel für die Haut verwenden – also ein sogenanntes transdermales Präparat. Bei Tabletten ist die Auswertung schwieriger, weil ein Teil des Hormons in der Leber umgewandelt wird. Und auch die Methode im Labor macht einen Unterschied: Die genaueste Messung erfolgt über die sogenannte Massenspektrometrie, die aber nicht überall verfügbar ist.[58]

Hormonspiegel

Hormon	Wann messen?	Warum testen? / Was bedeutet der Wert?
Estradiol	Zyklustag 3–5 (bei vorhandener Menstruation)	Zeigt Östrogenstatus. Zu niedrig: typisch für Wechseljahre; zu hoch: evtl. Östrogendominanz mit Wassereinlagerungen und Fettumverteilung.
Progesteron	Zyklustag 21 oder 7 Tage nach Eisprung	Zeigt, ob ein Eisprung stattgefunden hat. Mangel kann zum prämenstruellen Syndrom, zu schlechtem Schlaf, Wassereinlagerung, Fettzunahme am Bauch führen.
FSH	Zyklustag 3–5	Erhöht bei nachlassender Eierstockfunktion. Hohe Werte deuten auf Wechseljahre oder gestörte Eizellreifung hin.
LH	Zyklustag 3–5	Verhältnis zu FSH entscheidend bei PCOS-Verdacht (z. B. LH/FSH › 2:1 typisch für PCOS).
AMH	zyklusunabhängig	Gibt Hinweise auf Eizellreserve. Niedrig: Hinweis auf beginnende Wechseljahre. Hoch: evtl. PCOS.
Testosteron (gesamt/frei)	zyklusunabhängig	Zu hohe Werte bei PCOS, Hirsutismus (männlicher Behaarungstyp), Hormonbauch mit Bauchfett. Auch bei chronischem Stress erhöht.
DHEA-S	zyklusunabhängig	Androgen aus der Nebenniere. Erhöht bei Stress, PCOS, Gewichtszunahme, viszerales Bauchfett.
SHBG	zyklusunabhängig	Bindet Sexualhormone. Niedrig: mehr freies Testosteron → evtl. Förderung von Hormonbauch. Hoch: evtl. bei Lebererkrankung oder Östrogendominanz.
Kortisol (Speichel Tagesprofil)	zyklusunabhängig	Stresshormon, das viszerales Bauchfett fördern kann. Chronisch erhöht → »Stressbauch«, Schlafprobleme, Morbus Cushing.
TSH, fT3, fT4	zyklusunabhängig	Schilddrüsenfunktion. Bei Unterfunktion: Wassereinlagerungen, Zyklusstörungen möglich.

Hormon	Wann messen?	Warum testen? / Was bedeutet der Wert?
Prolaktin	Morgens, nüchtern	Erhöht bei Zyklusstörungen, Libidoverlust, Gewichtszunahme – oft durch Stress oder Medikamente.
Insulin/HOMA-Index	Nüchternblut	Zeigt Insulinresistenz, typisch bei PCOS und zentraler Fettverteilung. Wichtig bei Hormonbauch!
Inhibin B	Zyklustag 3–5	Stark erniedrigter Wert spricht für eine geringe Eizellreserve, da Inhibin B von heranreifenden Follikeln produziert wird.

Unterm Strich heißt das für Sie: Wenn die Therapie wirkt und Sie sich gut fühlen, müssen Sie nicht ständig auf die Werte schauen. Aber wenn etwas nicht rund läuft, dann lohnt sich der Blick auf Ihre Hormonwerte.

Sollte bei Ihnen eine Hormonbestimmung angezeigt sein, dann lassen Sie sie im Rahmen einer gezielten ärztlichen Diagnostik erfolgen – idealerweise begleitet durch eine Fachärztin oder einen Facharzt. Damit die Werte aussagekräftig sind, ist der Zeitpunkt der Blutabnahme entscheidend: Viele Hormonwerte schwanken im Laufe des Zyklus. Die gängigen Referenzwerte gelten meist für eine Entnahme zwischen dem 3. und 5. Zyklustag (gerechnet ab Beginn der Menstruation).

Die folgende Tabelle gibt Ihnen einen Überblick über Laborwerte, deren Bestimmung bei Verdacht auf hormonelle Ursachen für eine Bauchzunahme sinnvoll sein können – und was sie aus medizinischer Sicht bedeuten. Wichtig dabei: Ein einzelner Laborwert sagt noch nicht alles aus. Erst im Zusammenspiel mit Ihren Beschwerden, Ihrer Lebensphase und anderen Blutwerten ergibt sich ein stimmiges Gesamtbild – das von erfahrenen Ärzten interpretiert werden sollte.

Mikronährstoffmangel – im Labor erkennen

In vorherigen Abschnitten haben Sie erfahren, wie sich im Blutbild stille Entzündungen, Stoffwechselstörungen und hormonelle Ungleichgewichte aufdecken lassen. Nun geht es um ein weiteres, oft unterschätztes Thema: Mikronährstoffe – also Vitamine, Mineralstoffe und Spurenelemente, die für unseren Stoffwechsel unverzichtbar sind. Viele wissen gar nicht, dass sie einen Mangel haben. Denn Mikronährstoffdefizite entwickeln sich oft schleichend – ohne eindeutige Symptome. Man fühlt sich vielleicht müde, hat diffusen Haarausfall, brüchige Nägel oder unspezifische Beschwerden.

Untersuchungen zeigen: Ein Großteil der Frauen nimmt wichtige Vitamine und Spurenelemente nicht in ausreichender Menge über die Ernährung auf. Besonders bei unausgewogener Kost, häufigen Diäten, Fastenkuren, veganer Ernährung oder im stressigen Alltag kann es schnell zu Engpässen kommen. Auch einige Medikamente – etwa Metformin, Säureblocker oder Blutfettsenker – können bei langfristiger Einnahme die Aufnahme oder Verwertung bestimmter Vitamine und Mineralstoffe im Körper beeinträchtigen. Ich empfehle Ihnen folgende Parameter zu prüfen – je nach Ernährungsweise, Medikamenteneinnahme und Beschwerden:

Gesundheits-Check-Up für Frauen 50+

Ich mache sehr gute Erfahrungen mit einem strukturierten 360°-Check-Up für Frauen in der Lebensmitte, den ich in

Mikronährstoffe

Mikronährstoff	Warum wichtig?
Holotranscobalamin (aktives B12)	Frühindikator für B12-Mangel, wichtig für Nerven und Energie
Zink (im Vollblut)	Immunfunktion, Haut, Hormone, Eiweißstoffwechsel
Eisenstatus komplett	Ferritin, Transferrin, Transferrinsättigung, löslicher Transferrinrezeptor (sTfR)
Selen (im Vollblut)	Schilddrüse, antioxidativer Zellschutz
Omega-3-Index	Entzündungsregulation, Zellmembranstruktur, Herz-Kreislauf
25-OH-Vitamin D	Immunabwehr, Knochen
Kalzium (gesamt, ggf. ionisiert)	Knochenstabilität, Muskel- und Nervensystem
Magnesium (im Vollblut)	Energiestoffwechsel, Muskelentspannung, Nervensystem
Thiamin (Vitamin B1)	Energie, Nerven, Blutzuckerregulation
Folsäure (Vitamin B9)	Zellteilung, Hormonbildung, Blutbildung
Jod (im Urin)	wichtig für die Schilddrüsenfunktion
Gesamteiweiß, Albumin	Eiweißversorgung, Ernährungsstatus

meiner Praxis durchführe. Jede Patientin durchläuft dabei eine umfassende Erhebung ihrer Gesundheitsdaten. Ein wichtiger Teil ist die ausführliche Familien- und Eigenanamnese. Ich schaue gemeinsam mit der Patientin, ob es familiäre Risiken für Erkrankungen wie Osteoporose, Diabetes, Herz-Kreislauf-Erkrankungen oder bestimmte Krebsarten gibt. Dazu kommt eine medizinische Körperanalyse, bei der ich mir die Körperzusammensetzung und die Fettverteilung anschaue – insbesondere das viszerale Bauchfett. Gleichzeitig lassen sich bereits hier erste Hinweise auf Muskelabbau und Knochenschwund frühzeitig erkennen.

Worauf ich sonst noch achte

Ich messe bei jeder Patientin auch die Handkraft – ein oft unterschätzter Marker für die allgemeine Muskelkraft und den biologischen Alterungsprozess. Studien zeigen: Eine verminderte Handkraft ist nicht nur mit einem erhöhten Risiko für Stürze und Gebrechlichkeit verbunden, sondern auch mit einem höheren Risiko für Herz-Kreislauf-Erkrankungen und einem insgesamt ungünstigeren Gesundheitsverlauf. Gerade in der Lebensmitte lohnt es sich, hier regelmäßig hinzuschauen und früh gegenzusteuern.

Ein weiterer Bestandteil ist die Erhebung von Risiko-Scores für Depression, Angst oder Stressbelastung. Auch Mikronährstoffmängel und stille Entzündungsprozesse werden überprüft. Zusätzlich screene ich auf Prädiabetes, auf metabolisch-assoziierte Steatotische Lebererkrankung (früher Fettleber), auf Fettstoffwechselstörungen und Bluthochdruck. Ein wichtiger Bestandteil ist auch die Ernährung: Gemeinsam mit der Patientin bewerte ich die Ernährung mithilfe von Fotoprotokollen und unter Blutzucker-Monitoring, um zu sehen, wie der Körper individuell auf die aktuelle Ernährung und den aktuellen Lebensstil reagiert.

Nach dem 360°-Check-up ist in den Folgeterminen das Ziel, die Therapieempfehlungen regelmäßig anzupassen – damit Ernährung, Bewegung, Lebensstil und, wenn angezeigt, auch die Hormontherapie wirklich zur jeweiligen Lebensphase passen. So lassen sich viele Beschwerden gezielt lindern oder sogar vermeiden.

Selbstdiagnostik für jede Frau

Wenn der Körper durch Stress, Schlafmangel, Umweltbelastungen und hormonelle Veränderungen gefordert wird, ist es wichtig, sich selbst gut zu kennen.

Gerade Frauen in der Lebensmitte jonglieren oft viele Rollen gleichzeitig: Familie, Beruf, Elternpflege, Verantwortung für andere – und stellen die eigene Gesundheit dabei zu oft hintenan. In diesem Abschnitt erfahren Sie, welche einfachen Selbstuntersuchungen Sie regelmäßig durchführen können.

Selbsttest: verstecktes Bauchfett

Die einfachste Methode, um ein erhöhtes Risiko für das innere Bauchfett zu erkennen, ist die Messung Ihres Taillenumfangs. Sie brauchen dafür nur ein Maßband – und zwei Minuten Zeit.

So geht's:

- Stellen Sie sich aufrecht hin, atmen Sie normal aus.
- Legen Sie das Maßband in Höhe Ihres Bauchnabels an – ohne es einzuschnüren.
- Notieren Sie den Wert in Zentimetern.

→ **Für Sie:** Notieren Sie Ihren Wert: Ihr Taillenumfang: ______ cm

Ihre Auswertung:

- Weniger als 80 cm: → kein Hinweis auf zentrales (inneres) Übergewicht
- 80 cm oder mehr: → Hinweis auf Bauchfett und erhöhtes Risiko für Stoffwechselerkrankungen

Verhältnis zwischen Körpergröße und Taille

Neben dem reinen Taillenumfang gibt es eine noch präzisere Kennzahl, um Ihr Risiko für inneres Bauchfett abzuschätzen: das Taille-zu-Größe-Verhältnis (englisch »Height-to-Waist-Ratio«). Sie brauchen nur zwei Werte: Ihren Taillenumfang und Ihre Körpergröße – beide in Zentimetern.

So geht's:

- Messen Sie Ihren Taillenumfang.
- Messen Sie dann Ihre Körpergröße oder nehmen Sie den Wert, den Sie kennen.
- Teilen Sie Ihren Taillenumfang durch Ihre Körpergröße. Beispiel: 80 cm ÷ 170 cm = 0,47.

→ **Für Sie:** Notieren Sie Ihren Wert: Ihr Taille-zu-Größe-Verhältnis: ______

Ihre Auswertung (für Frauen ab 50):

- 0,40–0,60 → Ideal. Geringes Risiko für Herz, Stoffwechsel und Gefäße. Weiter so: gesund essen, bewegen, dranbleiben.
- Über 0,60 → Achtung! Risiko für zu viel inneres Bauchfett sowie erhöhtes Risiko für Bluthochdruck, Typ-2-Diabetes, Herzinfarkt, Schlaganfall. Handeln lohnt sich.

Wenn Ihr Taillenumfang oder Ihr Taille-zu-Größe-Verhältnis über der Norm sind, ist eine weiterführende Stoffwechseldiagnostik ratsam, z. B. medizinische Körperanalyse, eine Blutzuckerbestimmung, ein Blutfett-Profil (Cholesterin, Triglyzeride, LDL).

Selbsttest: Blutdruck im Blick

Vielleicht fragen Sie sich jetzt: »Warum sollte ich meinen Blutdruck zu Hause kontrollieren – ich habe doch keinen Bluthochdruck?« Die Antwort ist einfach: Bluthochdruck gehört zu den häufigsten und gleichzeitig am wenigsten bemerkten Risikofaktoren für Herzinfarkt, Schlaganfall und andere Herz-Kreislauf-Erkrankungen. Er entwickelt sich oft ohne erkennbare Symptome. Genau deshalb wird er auch der »stille Killer« genannt.

Was viele nicht wissen: Frauen erleben ab etwa Mitte 40 oft einen deutlich stärkeren Blutdruckanstieg als Männer.[59] Der Grund liegt auch hier wieder im veränderten Hormonhaushalt, vor allem im sinkenden Östrogenspiegel, der die Gefäßfunktion beeinflusst. Gerade deshalb ist es so wichtig, Ihren Blutdruck frühzeitig und regelmäßig zu kontrollieren – am besten ganz unkompliziert zu Hause. So erkennen Sie Veränderungen früh, behalten Ihre Werte im Blick und können gezielt gegensteuern bevor ernsthafte Schäden an den Gefäßen und Organen auftreten.

So messen Sie Ihren Blutdruck zu Hause korrekt

Eine genaue Messung ist die Grundlage für eine verlässliche Einschätzung. Hier erfahren Sie Schritt für Schritt (gemäß der Empfehlungen der Deutschen Hochdruckliga), wie Sie Ihren Blutdruck zu Hause korrekt kontrollieren:

Wann messen?

- immer zur gleichen Tageszeit, idealerweise morgens
- vor der Einnahme von Medikamenten
- vor dem Frühstück oder anderen Mahlzeiten

Vorbereitung:

- Der Raum sollte ruhig und angenehm temperiert sein.
- Vermeiden Sie 30 Minuten vor der Messung körperliche Anstrengung, Kaffee, Nikotin oder Alkohol.
- Gehen Sie vorher auf die Toilette.
- Setzen Sie sich entspannt hin und bleiben Sie 5 Minuten ruhig sitzen.

Während der Messung:

- Sitzen Sie mit geradem Rücken, die Füße flach auf dem Boden (nicht überkreuzen!).
- Der Messarm liegt locker auf einem Tisch, ungefähr auf Herzhöhe.
- Die Manschette liegt am freien Oberarm (nicht über der Kleidung), ca. 2–3 cm über der Ellenbeuge. Sie sollte eng anliegen, aber nicht drücken (ein Finger muss noch durchpassen)
- Nicht sprechen, nicht bewegen, ruhig atmen und nach vorne blicken

Wiederholung:

- Messung: zweimal in Folge am Oberarm mit 1–2 Minuten Abstand, bei regelmäßigem Puls morgens und abends.
- Notieren Sie beide Werte. Errechnen Sie den Mittelwert aller Messwerte über einen Zeitraum von sieben Tagen und berechnen Sie den Durchschnitt

→ Für Sie: Notieren Sie Ihren Wert:
Ihr Blutdruckwert (Durchschnitt):
______ mmHg

Ihre Auswertung:

- Ein Mittelwert unter 135/85 mmHg, idealerweise unter 120/80 mmHg, gilt bei der Selbstmessung als unauffällig.
- Mittelwerte ab 135/85 mmHg sind erhöht und können auf beginnenden Bluthochdruck hinweisen.

→ Für Sie: Selbsttest Lebensstil

Mit diesem kurzen Selbsttest (rechte Seite) finden Sie heraus, ob Ihr derzeitiger Lebensstil zu Ihrem Körper und Ihrer aktuellen Lebensphase passt – oder ob bestimmte Gewohnheiten unbemerkt dazu beitragen könnten, einen Hormonbauch zu fördern. Beantworten Sie jede Frage offen und ehrlich. Am Ende (Seite 64) erhalten Sie eine Einschätzung, wie gut Ihre aktuellen Alltagsgewohnheiten mit den Bedürfnissen Ihres Körpers im Einklang stehen – und wo sich kleine Veränderungen lohnen könnten.

Auswertung zum Selbsttest

Nutzen Sie die folgende Tabelle, um Ihr Testergebnis besser einordnen zu können. Die Punktzahl zeigt, wie gut Ihr aktueller Lebensstil zu den Bedürfnissen Ihrer jetzigen Lebensphase passt.

Selbsttest Lebensstil

Bereich	Kriterien		Punkte
Taillenumfang	☐ mehr als 88 cm ☐ mehr als 80 cm ☐ weniger als 80 cm	2 Punkte 1 Punkt 0 Punkte	
Körperliche Aktivität	☐ mehr als 150 Minuten Bewegung/Woche ☐ weniger als 150 Minuten	0 Punkte 1 Punkt	
Ernährung	max. 250 g Obst täglich, mind. 300 g Gemüse täglich, täglich Olivenöl, täglich 3 ausgewogene Hauptmahlzeiten und Eiweiß in jeder Hauptmahlzeit? ☐ alles erfüllt ☐ mindestens eines fehlt	0 Punkte 1 Punkt	
Nährstoffmangel-Anzeichen	blasse Schleimhäute, Haarausfall, brüchige Nägel, hohe Blutfette? ☐ mindestens eines trifft zu ☐ nichts davon	1 Punkt 0 Punkt	
Hormonelle Hinweise	Akne, Reizbarkeit, schlechter Schlaf? ☐ mindestens eines trifft zu ☐ nichts davon	1 Punkt 0 Punkte	
Verdauung & Darmgesundheit	Blähungen, Verstopfung, Durchfall, Völlegefühl? ☐ mindestens eines zutreffend ☐ keine Beschwerden	1 Punkt 0 Punkte	
Stress & Erholung	ständig erschöpft, Schlafprobleme? ☐ Mindestens eines trifft zu ☐ Meistens ausgeglichen	1 Punkte 0 Punkte	
Genussmittel & Alkohol	mehr als 2–3 Drinks/Woche, Rauchen, tägliche Süßigkeiten? ☐ mindestens eines trifft zu ☐ nichts davon	1 Punkt 0 Punkt	
Krafttraining	Machen Sie mindestens 2x pro Woche gezieltes Kraft- oder Muskeltraining? ☐ Ja ☐ Nein	0 Punkt 1 Punkte	

Auswertung zum Lebensstilselbsttest

Punktezahl	Bedeutung
0–2 Punkte	Sehr gut! Ihr Lebensstil scheint aktuell sehr gut zu Ihren körperlichen Bedürfnissen zu passen.
3–5 Punkte	Sie machen bereits vieles richtig, aber es gibt ein paar Bereiche, in denen Sie noch etwas optimieren können.
6–8 Punkte	Bei 6–8 Punkten könnte Ihr Körper aus dem Gleichgewicht geraten. In diesem Fall sollten Sie Ihre Ernährung, Ihren Schlaf und Ihre Bewegung überprüfen, da ein Hormonbauch ein frühes Warnzeichen sein kann.
9+ Punkte	Achtung: Ihr aktueller Lebensstil scheint nicht zu Ihrer aktuellen Lebensphase zu passen. Der Hormonbauch kann in solchen Fällen ein zentraler Symptomträger sein – lassen Sie sich fachlich beraten.

Checkliste: Mein persönlicher Diagnostik-Plan

Machen Sie sich Gedanken: Wie möchten Sie sich in den nächsten zehn Jahren fühlen? Fit, wach und voller Energie? Beweglicher, klarer im Kopf, mit Freude an Ihrem Körper? Oder einfach nur … endlich wieder wie Sie selbst? Dann ist jetzt der richtige Zeitpunkt, sich aktiv mit Ihrer Gesundheit auseinanderzusetzen. Denn Ihr Körper verändert sich und je besser Sie sich jetzt aufstellen, desto leichter können Sie Ihren weiteren Weg gestalten: gesund, bewusst, weiblich, kraftvoll.

→ **Für Sie:** Reflexionsimpuls: »In den nächsten 10 Jahren möchte ich mich

____

____

____

____

____

____

____

______________________________ fühlen.

Damit das gelingt, nehme ich meine Gesundheit jetzt selbst in die Hand. Ich nehme mir in den nächsten 3 Monaten bewusst Zeit – für mich, meine Gesundheit und meine Vorsorge.«

→ Für Sie: Mein persönlicher Diagnostik-Plan

Setzen Sie jetzt konkrete Schritte in die Tat. Nehmen Sie sich einen Moment Zeit und füllen Sie die folgende Checkliste für sich aus: Was möchte ich über meinen Körper besser verstehen?

- ☐ meine hormonelle Umstellung und aktuelle Lebensphase
- ☐ meine Stoffwechselgesundheit und meine Körperzusammensetzung
- ☐ meine Knochendichte und Muskelkraft
- ☐ meine Mikronährstoffversorgung
- ☐ meine mentale Gesundheit
- ☐ mein Risiko für Krankheiten (z. B. Herz, Diabetes, Krebs, Demenz)

Dafür vereinbare ich mir in den nächsten 3 Monaten Termine für:

Untersuchung	Termin am:
umfassende Blutuntersuchung	Datum ________
medizinische Körperanalyse (Körperfett, viszerales Fett, Muskelanteil)	Datum ________
Knochendichtemessung (DXA)	Datum ________
Schilddrüsenwerte	Datum ________
Vorsorge Gynäkologie inkl. Brustkrebsscreening	Datum ________
Blutdruckkontrolle	Datum ________
Hautkrebsscreening	Datum ________
Hormonsprechstunde	Datum ________
Analyse der aktuellen Ernährung	Datum ________
Screening auf Typ-2-Diabetes	Datum ________
Überprüfung meiner Zahngesundheit	Datum ________

Reflexionsfragen – damit es nicht bei der Planung bleibt

- Was wäre für mich ein echter Erfolg in den nächsten sechs Monaten?
- Welcher Lebensbereich braucht gerade am meisten Aufmerksamkeit?
- Wen kann ich um Unterstützung bitten – Ärzte, Coaches, Partnerin/Partner?
- Was ist mein erster, kleiner Schritt – heute?

Mein nächster Schritt:

Ich mache mir einen festen Termin in den Kalender für meine wichtigste Untersuchung – und für mich selbst. Es ist mir wichtig, mich gesund, fit, attraktiv und wohl in meinem Körper zu fühlen.

Ihr Therapieplan gegen den Hormonbauch

Der hier vorgestellte Therapieplan kombiniert bioidentische Hormontherapie, passende Ernährung und Bewegung sowie Methoden zur Stressbewältigung.

Biodentische Hormontherapie

Der Hormonbauch hängt eng mit den Veränderungen in den Wechseljahren und der Hormonumstellung zusammenhängt. Können zugeführte Hormone helfen?

Oft werde ich in der Sprechstunde gefragt: »Wenn der Hormonbauch auch durch den Östrogenmangel gefördert wird, könnte dann die gezielte Gabe von Östrogen diese Entwicklung aufhalten oder sogar helfen, bereits angesammeltes inneres Bauchfett wieder abzubauen?« Um diese Frage zu beantworten, habe ich die aktuelle wissenschaftliche Literatur ausgewertet und die neuesten Erkenntnisse aus der Forschung für Sie aufbereitet.

Menopausale Hormontherapie

Sie werden im Zusammenhang mit den Wechseljahren auf verschiedene Bezeichnungen stoßen, und ich möchte sicherstellen, dass Sie diese richtig einordnen können:

- Hormontherapie (HT) beschreibt jede Form der Behandlung mit Hormonen, unabhängig von der Indikation.
- Hormonersatztherapie (HRT) war früher der gängige Ausdruck für die Behandlung in den Wechseljahren. Der Begriff »Ersatz« implizierte jedoch, dass etwas fehlt, das ersetzt werden muss, ähnlich wie Insulin bei Typ-1-Diabetes. Da die Wechseljahre ein natürlicher Abschnitt im Leben einer Frau sind, wird der Begriff »Ersatz« zunehmend kritisch gesehen.
- Heute bevorzugt man den Begriff »menopausale Hormontherapie« (MHT).[60]

Ziel der modernen menopausalen Hormontherapie ist es nicht, den Hormonstatus einer jungen Frau wiederherzustellen, sondern typische Beschwerden wie Hitzewallungen, Schlafprobleme, vaginale Trockenheit oder Stimmungsschwankungen durch die Gabe von Hormonen gezielt zu lindern – und damit die Lebensqualität deutlich zu verbessern. Die Behandlung wird individuell angepasst, mit einer optimalen Dosierung, die auf Ihre persönliche Situation und Wünsche abgestimmt ist.

Aber nicht jede Frau braucht unbedingt Hormone, und es bleibt Ihre persönliche Entscheidung, ob Sie Ihre Beschwerden damit behandeln möchten. Jede Frau sollte jedoch die Möglichkeit haben, gut informiert und auf Augenhöhe über alle Optionen zu sprechen. Wechseljahresbeschwerden können bereits zehn Jahre vor der letzten natürlichen Menstruation auftreten, und viele Frauen leben heute noch 30, 40 oder sogar mehr Jahre nach ihren Wechseljahren. Diese neue Lebensphase umfasst also mehrere Jahrzehnte – Jahrzehnte, in denen Sie aktiv, klar im Kopf, beweglich und lebensfroh bleiben möchten.

Die entscheidende Frage lautet deshalb nicht nur: Kann ich meinen Hormonbauch mit Hormonen behandeln? Sondern vor allem: Wie möchte ich leben – in den nächsten 10, 20, 30 oder 40 Jahren?

Bioidentische Hormone

Wenn von »bioidentischen Hormonen« die Rede ist, entsteht oft der Eindruck, es handle sich um etwas rein Pflanzliches, Natürliches – und automatisch Nebenwirkungsfreies. Doch wie ist das wirklich? Bioidentisch bedeutet zunächst ganz konkret: Das Hormon, das Sie über ein Pflaster, Gel, Spray, eine Creme oder Tablette zuführen, hat exakt die gleiche chemische Struktur wie das Hormon, das Ihre Eierstöcke früher selbst gebildet haben. Ihr Körper erkennt dieses Hormon deshalb als »eigen«. Molekular gesehen ist es also vom natürlichen Hormon Ihres Körpers nicht zu unterscheiden.

Bioidentische Hormone und synthetische Hormone

Bioidentische Hormone werden meist aus pflanzlichen Ausgangsstoffen wie Yamswurzel oder Soja hergestellt. Dabei handelt es sich trotz des pflanzlichen Ursprungs um technisch hergestellte Substanzen. Entscheidend ist nicht die Herkunft, sondern die Struktur. Nur wenn ein Hormon molekular identisch mit dem natürlichen Hormon im menschlichen Körper ist, spricht man von bioidentisch.

Zum Vergleich: Auch viele synthetische Hormone stammen ursprünglich aus Pflanzen oder anderen natürlichen Quellen – wie etwa konjugierte equine Östrogene, die aus dem Urin trächtiger Stuten gewonnen werden. Sie sind natürlichen Ursprungs, unterscheiden sich aber in ihrer Struktur vom menschlichen Östrogen – und gelten deshalb nicht als bioidentisch.

Synthetische Hormone werden oft so modifiziert, dass sie länger wirken oder patentierbar sind. Diese strukturellen Veränderungen können jedoch auch die Wirkung und Verträglichkeit beeinflussen. So wirken manche synthetischen Gestagene beispielsweise stärker auf bestimmte Gewebe wie die Brustdrüse oder das Herz-Kreislauf-System als bioidentisches Progesteron. Darüber hinaus kann das Risiko für Nebenwirkungen wie Thrombosen oder Brustkrebs je nach Hormonart unterschiedlich ausfallen.

Bioidentische Hormone sind also dem menschlichen Hormon naturidentisch – synthetische Hormone dagegen ähneln ihnen nur und unterscheiden sich strukturell.

Einsatzmöglichkeiten einer Hormontherapie

Die moderne Hormontherapie bietet heute weit mehr als nur die Linderung von Hitzewallungen. Richtig eingesetzt, kann sie gezielt verschiedene Körpersysteme unterstützen und sogar zu mehr gesunden Lebensjahren beitragen.

Bioidentisches Progesteron hat sich beispielsweise bei folgenden Beschwerden besonders bewährt:

- Schlafstörungen: fördert das Einschlafen und verlängert die Tiefschlafphasen
- Herzrasen und Herzstolpern: wirkt beruhigend auf das vegetative Nervensystem
- Unruhezuständen und innerer Nervosität: entspannt die Psyche und löst Ängste

Viele meiner Patientinnen berichten, dass sie durch die Einnahme von Progesteron wieder das Gefühl bekommen haben, innerlich »anzukommen« – ruhiger zu schlafen, gelassener zu reagieren und sich emotional stabiler zu fühlen.

Wenn in den Wechseljahren zusätzlich die Entscheidungsfähigkeit, der Antrieb (»Drive«) und die Motivation nachlassen, kann in bestimmten Fällen Testosteron oder DHEA (off-label, d. h. außerhalb der offiziellen Zulassung, aber wissenschaftlich begründet) ergänzend eingesetzt werden. Oft verbessern sich dadurch nicht nur die Energie und geistige Klarheit – auch die Libido kann davon profitieren.

Ein Beispiel aus der Praxis

Eine meiner Patientinnen beschrieb mir anschaulich ihre Erfahrungen mit starker vaginaler Trockenheit, als sie in die Wechseljahre kam: »Es fühlte sich an wie Sand im Getriebe.« Zu ihren Beschwerden gehörten häufige Blasenentzündungen, Schmerzen beim Geschlechtsverkehr und sogar kleine Verletzungen und Blutungen beim Benutzen von Toilettenpapier aufgrund der extremen Empfindlichkeit ihrer vaginalen Haut.

Ich möchte, dass Sie eines aus diesem Ratgeber mitnehmen: Keine Frau muss solche Beschwerden einfach so erdulden. Heutzutage gibt es sichere und wirksame Therapieoptionen, und ich möchte, dass Sie diese kennen und keine Angst haben, sie anzuwenden.

Hormontherapie zur Osteoporoseprävention

Die MHT ist ein äußerst wichtiges Mittel zur Prävention von Osteoporose. Besonders wenn Sie ein erhöhtes Risiko haben, zum Beispiel weil in Ihrer Familie schon Osteoporose vorkam, Sie eher zierlich gebaut sind oder früh in die Wechseljahre gekommen sind, lohnt sich der Blick auf diese Option. Denn starke Knochen bedeuten: Beweglichkeit, Unabhängigkeit – und Lebensqualität.

Was viele nicht wissen: An den Folgen eines Knochenbruchs, etwa am Oberschenkelhals, sterben mehr Frauen als an Brustkrebs.[61] Eine frühzeitige Anwendung der MHT kann die Knochensubstanz effektiver erhalten und das Risiko schwerer Frakturen in der Zukunft deutlich reduzieren.

Longevity – mehr gesunde Lebensjahre gewinnen

Vielleicht geht es Ihnen im ersten Moment einfach nur darum, den hartnäckigen Bauch loszuwerden. Doch tatsächlich kann eine gut abgestimmte Hormontherapie noch viel mehr bewirken. Studien zeigen[62]: Sie kann ein wichtiger Baustein sein, wenn es darum geht, nicht nur länger, sondern vor allem gesünder und aktiver länger zu leben – ein Ansatz, der heute unter dem Begriff »Longevity« bekannt ist. Dabei geht es nicht um ewige Jugend, sondern darum, körperlich und geistig möglichst lange fit zu bleiben. Gute Ernährung, regenerierender Schlaf, seelisches Wohlbefinden und regelmäßige Bewegung sind dabei zentrale Säulen. Die menopausale Hormontherapie unterstützt diese Prozesse auf biochemischer Ebene.

»Alles hängt«

Ein weiteres wichtiges Thema ist der natürliche Kollagenverlust, der ab etwa Mitte 40 mit ca. 1 % pro Lebensjahr zunimmt.

Die Folgen von Kollagenverlust:

- Erschlaffung von Haut und Unterhautfettgewebe
- Schwächung des Beckenbodens
- Vorwölbung der Bauchdecke
- Veränderungen der Gesichtsform (»Hohlwangen«, »hängende Lider«)
- Abnahme der Muskelspannung – auch in den Schließmuskeln von Blase und Darm

Hormone spielen hier ebenfalls eine unterstützende Rolle: Östrogene fördern die Durchblutung des Gewebes, erhalten die Kollagensynthese, unterstützen die Elastizität der Haut und die Stabilität der Gefäßwände.

Wirkung gegen den Hormonbauch

Aktuelle Studien zeigen, dass eine MHT gezielt der ungünstigen Umverteilung von Körperfett in viszerales Bauchfett entgegenwirken kann.[63] Eine MHT kann Ihnen also helfen, den Hormonbauch besser in den Griff zu bekommen. Darüber hinaus kann sie indirekt zur Verbesserung des Hormonbauchs beitragen, indem sie die Schlafqualität und depressive Verstimmungen positiv beeinflusst.

Viele Frauen berichten, dass sie sich durch die MHT wieder aktiver, motivierter und energiegeladener fühlen. Sie genießen Bewegung mehr, kehren zu alten Sportgewohnheiten zurück oder entdecken neue Hobbys. Einige erzählen stolz, dass sie ihre frühere Laufstrecke wieder mühelos absolvieren, regelmäßiger ins Fitnessstudio gehen und eine spürbare Verbesserung ihrer Lebensfreude, ihres Körpergefühls und ihrer Energie bemerken.

Eine gezielt eingesetzte Hormontherapie kann somit ein wichtiger Schlüssel für Sie sein, um nicht nur den Hormonbauch zu bremsen, sondern auch Ihr Leben in der neuen Lebensphase aktiv zu gestalten.

Warum Östrogen Ihre Muskelkraft und Ihre Mitochondrien schützt

Ein Mangel an Östrogen beschleunigt den Abbau von aktiver Muskelmasse und beeinträchtigt die Funktion der Mitochondrien – jener kleinen »Kraftwerke« in Ihren Zellen, die für Energieproduktion und Fettverbrennung verantwortlich sind.[64] Genau diese Muskelmasse und die gesunde Funktion Ihrer Mitochondrien sind entscheidend für Ihren Grundumsatz, Ihre körperliche Leistungsfähigkeit und auch für Ihre Körperform. Wird Östrogen rechtzeitig zugeführt, kann dieser Prozess abgebremst oder sogar gemildert werden. Das bedeutet konkret: Sie haben bessere Voraussetzungen, Ihre Muskelkraft zu erhalten, Ihre Figur zu halten und den Hormonbauch aktiver anzugehen, weil Ihr Training spürbar effektiver wird und Ihr Körper auf Reize wie Krafttraining besser anspricht.

Wichtig: Hormone sind keine »Abnehm-Pille«

Auch wenn aktuelle Studien zeigen, dass eine MHT die Entwicklung eines Hormonbauchs günstig beeinflussen kann – Hormone sind keine Abnehm-Pille. Eine MHT ersetzt weder regelmäßige Bewegung noch eine bewusste, nährstoffreiche Ernährung oder gezieltes Muskeltraining.

Und sie ist auch keine »Schlankheitskur« – und sollte niemals so verstanden werden. Aber: Eine individuell angepasste Hormontherapie kann ein wertvoller Baustein in einem ganzheitlichen Gesundheitskonzept sein. Besonders dann, wenn Sie merken, dass Sie durch die hormonelle Unterstützung:

- wieder mehr Energie haben,
- regelmäßiger aktiv sind und
- intensiver trainieren können.

Mit Ernährung vom Hormonchaos zur Balance

Einige Hintergrundinformationen helfen weiter: Warum funktionieren Crash-Diäten nicht, warum ist die Mittelmeerernährung so gesund und wie koche ich richtig?

Bevor wir uns ganz konkret den Ernährungsstrategien widmen und Ihren persönlichen Ernährungsplan gegen den Hormonbauch entwickeln, möchte ich Ihnen noch einige Informationen mit auf den Weg geben.

Finger weg von extremen Diäten

Um eine schlankere Taille zu bekommen, müssen Sie Ihre gesamte Körperfettmasse reduzieren. Das ist die erste Wahrheit, die wichtig ist, um Ihre Erwartungen in die richtige Richtung zu lenken. Die zweite Wahrheit ist eine richtig gute Nachricht: Durch die optimale Ernährung können Sie die Weichen so stellen, dass der Körper wieder Fett abbaut – und dabei auch den hormonell aktiven, gefährlichen Hormonbauch reduziert. Sie müssen dafür weder hungern noch verzichten. Ganz im Gegenteil: Sie dürfen – ja, Sie sollen – abwechslungsreich, lecker und nährstoffreich essen.

Vielleicht haben Sie auch schon so gedacht: »Wenn ich einfach weniger esse, dann wird das Bauchfett schon schmelzen.« Die Verlockung ist groß, mit extremen Diäten, Monodiäten, dem Auslassen von Mahlzeiten oder sogar mit radikalem Saftfasten schnelle Ergebnisse zu erzielen. Doch genau diese Strategien sind jetzt – in dieser Lebensphase – fatal. Wenn Sie Ihren Körper zu einem drastischen Kalorien- und Nährstoffdefizit zwingen, insbesondere unterhalb Ihres Grundumsatzes, verliert Ihr Körper nicht nur Fett, sondern auch etwas viel Wichtigeres: Ihre kostbare Muskelmasse.

Mitochondrien durch gezielte Ernährung gesund und fit halten

Studien zeigen, dass bestimmte Mikronährstoffe, sekundäre Pflanzenstoffe, Aminosäuren und gesunde Fette die Leistungsfähigkeit der Mitochondrien (Seite 72) direkt unterstützen.[65] Besonders wirksam ist dabei die mediterrane Ernährung, die weit über allgemeine Stoffwechselvorteile hinausgeht und direkt auf mitochondrialer Ebene zu wirken scheint.[66]

Die bioaktiven Komponenten der mediterranen Ernährung, wie Polyphenole, Omega-3-Fettsäuren, sekundäre Pflanzenstoffe und gesunde Fette

- verbessern die zelluläre Energieproduktion,
- fördern die Bildung neuer Mitochondrien,
- erhalten die dynamische Anpassungsfähigkeit der Mitochondrien und
- unterstützen den gezielten Abbau funktionsgestörter Mitochondrien.

Besser: die grüne Mittelmeer-Ernährung

Die traditionelle Mittelmeerkost gilt seit Jahrzehnten als eine der gesündesten weltweit – frisches Gemüse, gesunde Fette, Fisch, Olivenöl und wenig Zucker. Sie schützt Herz und Gefäße, senkt Entzündungswerte und unterstützt ein gesundes Altern.

Doch es gibt inzwischen eine Weiterentwicklung dieser bewährten Ernährung, die noch wirksamer gegen viszerales Bauchfett und altersbedingte Entzündungsprozesse sein kann. Die sogenannte grüne Mittelmeer-Ernährung – auch bekannt als Green Mediterranean Diet – wurde in mehreren aktuellen Studien, unter anderem von der renommierten Harvard T.H. Chan School of Public Health und der Ben-Gurion University (DIRECT-PLUS-Studie), untersucht. Die Ergebnisse sind beeindruckend:

Teilnehmer, die sich an diese besondere Form der mediterranen Ernährung hielten

- verloren mehr Gewicht,
- reduzierten ihr Bauchfett doppelt so stark wie Vergleichsgruppen[67],
- profitierten gleichzeitig von verbesserten Entzündungswerten, besseren Blutfetten, weniger Leberfett[68] und einer nachweislich gesünderen Stoffwechsellage[69],
- erlebten einen positiven Effekt auf kognitive Funktionen[70],
- und die Lebenserwartung[71].

Was macht die grüne Mittelmeer-Ernährung so besonders?

Die grüne Mittelmeer-Ernährung kombiniert die besten Elemente der klassischen mediterranen Küche mit gezielt entzündungshemmenden, pflanzenbasierten Lebensmitteln. Im Kern geht es darum, dem Körper alles zu liefern, was er für eine gesunde Zellfunktion benötigt, während gleichzeitig Belastendes wie übermäßiger Zuckerkonsum, hochverarbeitete Lebensmittel und verarbeitete Fleischprodukte reduziert werden.

Polyphenole Der Fokus der grünen Mittelmeer-Ernährung liegt auf der hohen Dichte an natürlichen Schutzstoffen. Besonders die sogenannten Polyphenole – pflanzliche Verbindungen mit entzündungshemmender und zellschützender Wirkung – stehen im Mittelpunkt. Sie kommen vor allem in Gemüse, Walnüssen, Kräutern, grünem Tee und in der Wasserpflanze Mankai vor, die meist tiefgekühlt als Smoothie oder Shake verwendet wird. Mankai ist nicht nur reich an Nährstoffen, sondern kann auch einen Teil der tierischen Proteine ersetzen.

Gesunde Fette Ein weiterer Vorteil dieser Ernährung liegt in der gezielten Auswahl gesunder Fette. Der Großteil der täglichen Kalorien stammt aus ungesättigten Fettsäuren – etwa aus Olivenöl, Nüssen oder Fisch. Diese Fette sind essenziell für Ihre Hormonbalance, stärken die Zellmembranen und fördern ein angenehmes Sättigungsgefühl. Auch beim Umgang mit Kohlenhydraten setzt die grüne Mittelmeer-Ernährung bewusst neue Impulse. In der ersten Phase wird die Zufuhr stark reduziert – vor allem einfache Zucker und Weißmehlprodukte werden gemieden. Später steigt die Menge allmählich an, wobei der Fokus klar auf komplexen Kohlenhydraten liegt, etwa aus Hülsenfrüchten oder Vollkorn. Das hilft, den Blutzuckerspiegel stabil zu halten und den Körper in den Fettabbau zu bringen.

Fleisch Besonders wichtig ist auch der kritische Blick auf Fleisch: Verarbeitetes Fleisch wie Wurstwaren, Salami oder Schinken wird weitgehend vermieden, da es mit einem erhöhten Risiko für Herz-Kreislauf-Erkrankungen, Diabetes und bestimmte Krebsarten in Verbindung gebracht wird. Fleisch sollte möglichst unverarbeitet und aus Weidetierhaltung stammen. Idealerweise wird es mit reichlich Gemüse kombiniert. Im Alltag bedeutet das: viel buntes Gemüse, hochwertige Proteinquellen wie Fisch, Eier, Hülsenfrüchte oder Milchprodukte, dazu gesunde Öle, Nüsse, Kräuter – und grüner Tee als täglicher Begleiter. Alles zusammen ergibt eine frische, alltagstaugliche Ernährung, die schmeckt und guttut.

Ein entscheidender Aspekt der grünen Mittelmeer-Ernährung ist, dass sie nicht als kurzfristige Diät gedacht ist. Vielmehr ist sie in einen ganzheitlichen Lebensstil eingebettet, der auch Bewegung, Achtsamkeit und bewusste Verhaltensänderungen umfasst. Studien zeigen, dass die Kombination von Ernährung, Bewegung und gesunden Gewohnheiten nicht nur zu langfristigem Erfolg führt, sondern auch zu einem deutlich besseren Körpergefühl beiträgt.

Was die grüne Mittelmeerdiät für Frauen bewirken kann

Nach 18 Monaten zeigten sich deutliche Verbesserungen bei Frauen, die eine grüne Variante der Mittelmeerdiät umsetzten. Das Stresshormon Kortisol sank im Schnitt um 1,8 %.[72] Die Langzeitblutzuckerwerte (HbA1c) verbesserten sich, ebenso der TSH-Wert als Ausdruck einer gesünderen Schilddrüsenfunktion. Auch die Werte der Entzündungsmarker, insbesondere das hochsensitive CRP (hsCRP), sanken. Parallel dazu zeigte sich eine Reduktion der Leberverfettung. Trotz eines Anstiegs des Ghrelinspiegels – einem Hormon, das eigentlich Hunger signalisiert – konnte das viszerale Bauchfett deutlich reduziert werden. Und zwar messbar effektiver als mit der klassischen Mittelmeerkost.[73] Der Rückgang des inneren Bauchfetts war zudem doppelt so stark wie der bei der klassischen Mittelmeerkost.[74]

Kochen wie am Mittelmeer: »Sofrito«

Wenn es ein Geheimnis der Mittelmeer-Ernährung gibt, dass Ihre Küche nicht nur aromatischer, sondern auch gesünder macht, dann ist es die Zubereitung nach der Sofrito-Methode. Sofrito stammt ursprünglich aus Spanien und beschreibt eine traditionelle Gemüsegrundlage, die aus Tomaten, Zwiebeln, Knoblauch und nativem Olivenöl extra zubereitet wird. Diese aromatische Basis wird sanft geschmort – und genau darin liegt der gesundheitliche Clou. Eine aktuelle Studie zeigt: Beim langsamen Erhitzen in gutem Öl lösen sich bioaktive Pflanzenstoffe, die der Körper besonders gut aufnehmen kann. Vor allem Polyphenole und Carotinoide wie Lycopin werden so verfügbar[75] – Stoffe, die Entzündungen regulieren, den Zellstoffwechsel unterstützen und Ihre Gefäßgesundheit stärken.

Sofrito enthält über 40 verschiedene phenolische Verbindungen als rohes oder schnell gegartes Gemüse.[76] In Tiermodellen wirkte es entzündungshemmend, stabilisierte die Insulinsensitivität und verbesserte Herz-Kreislauf-Marker.[77, 78, 79] Erste Hinweise deuten auch auf einen präventiven Effekt bei hormonabhängigen Erkrankungen wie Brustkrebs.[80]

Sie können Sofrito leicht vorbereiten und in viele Gerichte integrieren – als Basis für Saucen, Suppen oder Gemüsegerichte.

» Eine Anleitung zur Zubereitung von Sofrito finden Sie auf Seite 78.

Sofrito selbst machen

Für 4 Portionen

- 100 g große Zwiebel
- 10 g Knoblauchzehen
- 230 g reife Tomaten der Sorte »Pera d'Abruzzo« (alternativ: 1 Dose stückige Tomaten)
- 40 g Extra Virgin Olivenöl (EVOO)
- Salz und Pfeffer nach Geschmack
- frische Petersilie oder Thymian (optional)

- Zwiebel und Knoblauch fein hacken, Tomaten würfeln oder aus der Dose verwenden.

- Olivenöl in einer Edelstahlpfanne auf mittlerer Hitze (Stufe 4 von 6) 1 Minute lang erhitzen.

- Zwiebeln und Knoblauch hinzufügen und 1 Minute glasig dünsten.

- Danach die Tomaten einrühren.

- Die Temperatur auf niedrige Hitze (Stufe 2) reduzieren und das Sofrito 30 Minuten lang offen köcheln lassen.

- Die Temperatur durchgehend bei 100 Grad halten, um eine gleichmäßige Garung und maximale Nährstoffkonservierung sicherzustellen.

- Mit Salz, Pfeffer und optional frischen Kräutern abschmecken.

Sofrito eignet sich ideal als:

- Basis für Gemüse-, Fisch- oder Fleischgerichte
- Saucengrundlage für Vollkornreis, Hülsenfrüchte oder Pasta
- Warmer Dip oder Brotaufstrich

Fermentierte Milchprodukte

Studien zeigen, dass der regelmäßige Verzehr von stichfestem Vollfettjoghurt den Blutzucker senken und die Insulinresistenz verringern kann – insbesondere durch eine nachweislich verbesserte Insulinsensitivität in Leber und Muskulatur. Dabei zeigte sich: Wer regelmäßig acht Portionen (à 250 ml) stichfesten Joghurts pro Woche konsumierte, reduzierte sein Risiko für viszerales Bauchfett signifikant.[81]

Welche weiteren Effekte hat ein stichfester Joghurt?

Stichfester Joghurt kann helfen, das LDL-Cholesterin zu senken, die Lebergesundheit zu unterstützen – gerade bei nicht-alkoholischer Fettleber – und die Zusammensetzung des Darmmikrobioms zu verbessern. Auch systemische Entzündungsmarker gehen zurück. Viele Frauen berichten zudem, dass sie sich nach dem Verzehr schneller gesättigt fühlen. Grund dafür ist die verzögerte Magenentleerung und die vermehrte Ausschüttung von Sättigungshormonen.[82, 83]

Darauf sollten Sie beim Einkauf eines Naturjoghurts achten:

Wichtig ist die Qualität. Damit diese Effekte greifen können, sollten Sie zu einem Joghurt greifen, der im Becher gereift ist – also stichfest – und keine Zusatzstoffe enthält. Der Fettgehalt darf gerne bei 3,8 Prozent liegen, die Kohlenhydratmenge bei unter 5 g pro 100 g Joghurt und der Eiweißgehalt bei über 3,5 g pro 100 g Joghurt. Entscheidend sind außerdem die enthaltenen Kulturen: Lactobacillus bulgaricus oder Streptococcus thermophilus sollten auf dem Etikett ausgewiesen sein.

Wie Sie kochen, macht den Unterschied

Wenn es um gesunde Ernährung geht, denken die meisten zuerst an die Auswahl der richtigen Lebensmittel. Doch mindestens genauso entscheidend ist die Frage: Wie bereite ich diese Lebensmittel zu? Studien zeigen: Schonende Garmethoden können die entzündungshemmende und stoffwechselaktive Wirkung Ihrer Ernährung deutlich verstärken.

Mit der richtigen Methode…

- bleiben Vitamine und sekundäre Pflanzenstoffe besser erhalten und entzündungshemmende Stoffe aktiv,
- werden unerwünschte Transfette und schädliche Verbindungen (wie beispielsweise bei zu starker Bräunung) vermieden.

Die besten Zubereitungsarten für Ihre hormonfreundliche Küche:

Die traditionelle mediterrane Küche setzt seit jeher auf sanfte Zubereitungsmethoden. Diese sorgen nicht nur für einen angenehmen Geschmack, sondern auch dafür, dass die Lebensmittel ihre natürlichen Schutzstoffe behalten.

Bewährt haben sich besonders folgende Techniken:

- Kochen
- Schmoren
- Simmern
- Backen
- Zubereitung im Multikocher und Dampfgarer
- Sous-vide-Methode
- Airfryer – auch bekannt als Heißluftfritteuse
- Mikrowelle – entgegen vieler Vorurteile zählt die Zubereitung in der Mikrowelle zu den schonenderen Zubereitungsmethoden

Starkes Anbraten, scharfes Frittieren oder Grillen bei sehr hohen Temperaturen sollten Sie vermeiden oder selten praktizieren, da es gleich mehrere gesundheitliche Nachteile mit sich bringen kann:

- Gesunde Fette wie Oliven- oder Rapsöl werden zerstört und verlieren ihre schützende Wirkung.
- Es können gesundheitsgefährdende Verbindungen entstehen wie Acrylamid (v.a. bei stark gebräunten stärkehaltigen Lebensmitteln), heterozyklische Amine (HAA) und polyzyklische aromatische Kohlenwasserstoffe (PAK) – diese gelten als potenziell krebserregend.

Gerade wenn Sie bewusst gegen den Hormonbauch vorgehen möchten, ist es daher sinnvoll, Ihre Kochgewohnheiten an Ihre neuen Gesundheitsziele anzupassen.

Ihr Plan für eine bessere Ernährung

Entwickeln Sie ein Verständnis dafür, wie der Fettabbau in den Wechseljahren funktioniert. Daraus können Sie Ihren Plan für eine passende Ernährung ableiten.

Patientinnen und Patienten, die zu mir in die Beratung kommen, wünschen sich, gezielt am Bauch abzunehmen. Ich verstehe diesen Wunsch, denn der Hormonbauch fühlt sich oft wie ein Fremdkörper an. Es ist jedoch wichtig, realistische Erwartungen zu haben. Eine lokale Fettverbrennung, also gezielt nur am Bauch, gibt es nicht. Ihr Körper entscheidet selbst, in welcher Reihenfolge und wo er Fettreserven abbaut.

Abnehmen am Bauch hat wenig mit reiner Willenskraft oder Verzicht zu tun – sondern mehr mit einem durchdachten Ernährungssystem. Wenn Sie möchten, dass Ihr Körper gespeichertes Fett abbaut – insbesondere das viszerale Bauchfett –, müssen Sie ihm dafür die richtigen Voraussetzungen schaffen. Und die schaffen Sie durch eine sanfte, aber konsequente Verschiebung Ihrer Energiebilanz – also: Sie verbrauchen mehr Energie als Sie zuführen. Zur Orientierung: Um ein Kilogramm Körperfett zu verlieren, muss der Körper rund 7000 kcal einsparen. Doch wie genau geht das – ohne zu hungern oder die Freude am Essen zu verlieren?

Fettverbrennung am Bauch

Wir unterscheiden zwei zentrale Stellschrauben für effektiven Fettabbau:

- Ein moderates Kaloriendefizit: Schon ein Minus von etwa 500 Kilokalorien pro Tag reicht aus, damit Ihr Körper auf gespeicherte Energie zurückgreift. Das ist weniger als viele denken – und lässt

sich oft schon durch kleine Veränderungen erreichen.
- Eine nährstoffdichte, ausgewogene Ernährung: Entscheidend ist nicht nur, wie viel Sie essen – sondern vor allem, was. 500 kcal aus Latte Macchiato und belegtem Brötchen wirken im Körper ganz anders als 500 kcal aus Gemüse, Protein und gesunden Fetten.

Wenn Sie also täglich etwa 500 kcal durch eine clevere, nährstoffreiche Ernährung einsparen und zusätzlich durch moderate Bewegung oder Sport weitere 500 kcal verbrennen, ergibt sich ein tägliches Defizit von rund 1000 kcal. So könnten Sie theoretisch ein Kilogramm Körperfett pro Woche abbauen – auf gesunde, nachhaltige Weise.

Kalorienbilanz und Kaloriendichte

Kalorien sind die Energie, die der Körper aus Lebensmitteln gewinnt. Ob Sie abnehmen, zunehmen oder Ihr Gewicht halten, hängt von Ihrer Kalorienbilanz ab:
- Wenn die aufgenommene Energiemenge dem Verbrauch entspricht, bleibt der Energiehaushalt im Gleichgewicht und Sie halten Ihr Gewicht.
- Wenn Sie mehr Energie aufnehmen als Sie verbrennen, speichern Sie überschüssige Kalorien als Fett.
- Wenn Sie weniger Energie aufnehmen als Sie verbrennen, greift der Organismus auf Fettreserven zurück.

Kaloriendichte beschreibt, wie viele Kalorien in einer bestimmten Menge oder einem bestimmten Volumen eines Lebensmittels stecken.
- Lebensmittel mit niedriger Kaloriendichte (z. B. Gemüse, zuckerarmes Obst, mageres Fleisch, Fisch, Milchprodukte wie Joghurt und Quark) liefern wenige Kalorien, füllen den Magen und machen satt – ideal zum Abnehmen und für später, um Gewicht zu halten.
- Lebensmittel mit hoher Kaloriendichte (z. B. Croissants, Chips, Nüsse, Käse, Öle) liefern bereits in kleinen Mengen viele Kalorien – sättigen aber deutlich schlechter und sind deshalb schnell »nebenbei« gegessen.

Die tückischen Kalorienfallen im Alltag

Vielleicht haben Sie das Gefühl, kaum etwas zu essen: kleine Portionen, keine offensichtlichen Naschereien, keine großen Mahlzeiten. Und trotzdem tut sich auf der Waage nichts – oder es geht sogar bergauf. Wie kann das sein? Die Antwort liegt oft in versteckten Kalorienquellen, die zwar harmlos erscheinen, aber sich summieren – ohne richtig zu sättigen:
- zwei Latte Macchiato mit Haferdrink – jeweils rund 200 bis 240 Kalorien – gelten oft nicht als »richtige Mahlzeit«, liefern aber zusammen schnell eine ganze Hauptmahlzeit
- ein Salat mit Dressing enthält je nach Zubereitung bis zu 500 Kalorien

- zwei Knäckebrote mit Käse, Avocado oder Butter liefern etwa 330 Kalorien
- eine Handvoll Nüsse – oft als gesunder Snack beim Fernsehen gewählt – liefert rund 200 Kalorien und ist zwar nährstoffreich, aber auch sehr kalorien- und fettreich
- zwei Müsliriegel haben sogar 500 Kalorien

Ohne es zu merken, summiert sich das Ganze leicht auf 1500 Kilokalorien – noch bevor die eigentlichen Mahlzeiten beginnen.

Das bedeutet: Auch wenn es sich anfühlt, als würden Sie »eigentlich kaum etwas essen«, kann Ihre tatsächliche Kalorienzufuhr deutlich über dem liegen, was für einen effektiven Fettabbau notwendig wäre.

Kalorienzählen allein funktioniert nicht

Doch genauso problematisch ist das Gegenteil: Sie reduzieren Ihre Kalorienzufuhr strikt auf 1200 Kilokalorien pro Tag, in der Hoffnung, damit schnell am Bauch abzunehmen. Wenn jedoch Ihre 1200 Kilokalorien hauptsächlich aus verarbeiteten Lebensmitteln, Kohlenhydraten, süßen Snacks oder Ersatzprodukten bestehen, fehlt Ihrem Körper genau das, was er braucht: Protein, Mikronährstoffe, Ballaststoffe und gesunde Fette. Ein solches Kaloriendefizit kann zwar kurzfristig zu Gewichtsverlust führen, aber in erster Linie verlieren Sie dabei wertvolle Muskelmasse. Und je weniger Muskeln Sie haben, desto weniger Kalorien verbrennt Ihr Körper in Ruhe. Der Stoffwechsel passt sich an. Das Ergebnis: Anfangs nehmen Sie ab, dann folgt ein Stillstand (Plateau), und schließlich nehmen Sie wieder und schneller zu – vor allem am Bauch, obwohl Sie weiterhin nur 1200 Kilokalorien pro Tag essen.

Was Sie also stattdessen brauchen, ist eine Ernährung, die sättigt, den Körper mit allen notwendigen Nährstoffen versorgt, nicht zu Muskelabbau führt und gezielt Körperfett reduziert. Und das gelingt nur mit einem ausgewogenen, strukturierten Ernährungskonzept – nicht mit Kalorienreduktion allein.

Die kluge Strategie

Eine ausgewogene Ernährung bedeutet nicht, dass Sie auf Genuss verzichten müssen. Soulfood – also emotionale Lieblingsspeisen wie Süßes oder Herzhaftes – darf Teil Ihrer ausgewogenen Ernährung bleiben, wenn es klug in die Kalorienbilanz integriert wird.

So führen auch ein Stück Schokolade, ein cremiger Cappuccino oder Ihr Lieblingsgericht nicht automatisch zu Gewichtszunahme. Damit das gelingt, helfen Ihnen drei einfache Regeln, die viele meiner Patientinnen mit Erfolg anwenden

Regel 1: 80 % für den Körper – 20 % für die Seele

80/20-Regel: 80 % Ihrer Ernährung dienen der Gesundheit – 20 % dürfen Genuss sein. Das bedeutet: Die Basis Ihrer Ernährung ist nährstoffreich, ausgewogen und strukturiert – aber Genuss hat ebenfalls seinen festen Platz. Diese Balance hilft Ihnen langfristig dabei, dranzubleiben – ohne Verzicht oder Heißhunger.

Regel 2: Wenn schon, dann bewusst und hochwertig

Qualität vor Quantität: Wenn Sie sich etwas gönnen, dann nicht irgendetwas, sondern etwas, das es wirklich wert ist. Eine gute Praline, ein handgemachter Kuchen, ein feines Stück Käse – bewusst genossen, nicht nebenbei, nicht aus Frust, Trost oder Ablenkung. Ihr Genuss sollte so gut sein, dass er auch Ihr Insulin wert ist.

Regel 3: Ich verbiete mir nichts – aber ich entscheide bewusst, wann und wie ich esse

Sie müssen sich nichts verbieten. Aber Sie entscheiden bewusst, wann und wie Sie genießen:

- Süßes Soulfood am besten direkt nach einer ausgewogenen Hauptmahlzeit – das stabilisiert den Blutzucker und das Verlangen nach »mehr« wird geringer.
- Salziges Soulfood führt nicht zum Überessen, wenn Sie es mit einer Proteinquelle und etwas Gemüse kombinieren – z. B. Chips mit Hüttenkäse und Paprikastreifen. Das führt zur schnelleren Sättigung und bremst den Appetit nach »mehr«.

Sie sehen: Es geht nicht um Verzicht, sondern um Struktur. Nicht um Verbote, sondern um bewusste Entscheidungen. Der Schlüssel liegt nicht im Kalorienzählen, sondern in einem intelligent aufgebauten Ernährungskonzept.

Was braucht ein sinnvoller Ernährungsplan?

Mein Ziel ist es nicht, Ihnen eine Sammlung von Rezepten zu geben, die den Hormonbauch »schmelzen« lassen sollen. Denn so verlockend das auch klingen mag, Rezepte allein lösen keine tieferliegenden Ursachen. Außerdem passen sie selten wirklich in den Alltag – zumindest nicht dauerhaft. Jede Frau is(s)t anders und bringt ihre eigenen Vorlieben, Kochgewohnheiten, zeitlichen Ressourcen und Alltagsrealitäten mit. Die eine liebt es, frisch zu kochen, die andere braucht schnelle Lösungen ohne viel Aufwand. Genau deshalb möchte ich mit Ihnen nicht einfach Rezepte nachkochen, sondern gemeinsam ein flexibles Ernährungssystem entwickeln. Ich zeige Ihnen, wie Sie aus Lebensmitteln, die Sie gerne essen und die leicht verfügbar sind,

Ihre eigene, ausgewogene Hauptmahlzeit (und bei Bedarf auch Zwischenmahlzeiten) zusammenstellen können – ganz ohne Schnickschnack.

Lebbar statt Luftschloss

Das Ziel ist es, Ihnen eine klare und einfache Struktur an die Hand zu geben, mit der Sie Schritt für Schritt eine Ernährung und einen Lebensstil aufbauen können, die Sie nicht nur für ein paar Wochen durchhalten, sondern mit Freude auch in den nächsten fünf oder zehn Jahren leben möchten. Denn genau das macht Veränderung wirklich nachhaltig.

Bevor Sie jedoch mit der Umsetzung neuer Ernährungsempfehlungen und der Umstellung Ihrer Ernährung beginnen, sollten Sie einen kurzen Realitäts-Check durchführen.

Stellen Sie sich eine einfache Frage: Kann und möchte ich so wirklich die nächsten fünf bis zehn Jahre essen und leben? Wenn Sie aus vollem Herzen »Ja« sagen, dann testen Sie den Ansatz und schauen Sie, wie er sich in Ihrem Alltag anfühlt. Wenn Sie jedoch schon beim Gedanken daran spüren, dass es nicht zu Ihnen, Ihrem Tagesrhythmus oder Ihrer Lebensweise passt, dann geben Sie sich die Erlaubnis, es sein zu lassen. Ihre Zeit, Ihre Energie und Ihre Aufmerksamkeit sind zu wertvoll, um sie in etwas zu investieren, das Sie nur drei Wochen lang durchhalten und das Sie langfristig eher stresst. Setzen Sie stattdessen vorerst auf einen Ansatz, den Sie mit Leichtigkeit in Ihr Leben integrieren können und der sich auch morgen, in einem halben Jahr und in fünf Jahren noch gut anfühlt.

Um Ihre Gesundheit gezielt zu stärken und den Hormonbauch nachhaltig zu reduzieren, müssen Sie weder Kalorien zählen noch strengen Vorgaben folgen. Viel wichtiger ist es, die grundlegenden Prinzipien zu verstehen – und daraus Ihren ganz persönlichen Weg zu entwickeln. Im Folgenden finden Sie die vier elementaren Bausteine gegen den Hormonbauch, die auf Ihrem Teller nicht fehlen dürfen:

Protein – der wichtigste Baustoff

Wussten Sie, dass das Wort »Protein« vom griechischen Wort »proteuo« stammt, was »Ich stehe an erster Stelle« bedeutet? Das ist kein Zufall, denn Protein, umgangssprachlich auch Eiweiß genannt, ist der wichtigste Baustoff unseres Körpers. Ohne es wäre nichts möglich: kein Muskelaufbau, keine gesunde Haut, kein starkes Immunsystem, keine Hormone und kein Zellstoffwechsel.

Unser Körper besteht zu etwa 20 % aus Proteinen. Sie bilden die Grundlage für Muskeln, Blutzellen, Haut, Haare, Bindegewebe, Enzyme, Hormone und sogar für die Blutgerinnung. Es ist wichtig, dass wir diese essenziellen Proteinbausteine täglich über unsere Ernährung in optimaler Form und optimaler Menge zu uns nehmen, da unser Körper sie nicht selbst bilden kann.

Protein: Sattmacher mit Einfluss auf den Hormonbauch

Die moderne Ernährungsmedizin zeigt, dass Proteine nicht nur ein Baustoff sind, sondern auch den Appetit regulieren. Studien belegen, dass proteinreiche Mahlzeiten stärker sättigen als fett- oder kohlenhydratreiche.[84] Wer morgens mit ausreichend Protein in den Tag startet und über den Tag hinweg seinen Bedarf deckt, nimmt intuitiv bis zu 400 kcal weniger zu sich und kann das viszerale Bauchfett dadurch besser reduzieren – ohne Hungern und ohne Kalorienzählen.[85]

Der Körper scheint also über einen »versteckten Proteinhunger« zu verfügen und die Wissenschaft spricht hier vom sogenannten Protein-Leverage-Hypothese: Unser Körper kennt seinen Proteinbedarf – ist dieser nicht gedeckt, signalisiert er uns weiter Hunger. Und in der modernen Ernährung, die oft reich an Kalorien, aber arm an hochwertigem Protein ist, führt das zu ständigem Appetit – und letztlich zur Gewichtszunahme.

Starten Sie Ihren Tag mit einem proteinreichen Frühstück und achten Sie darauf, bei jeder Hauptmahlzeit 25–30 g Protein zu sich zu nehmen. Proteinmangel führt zu Muskelabbau, Müdigkeit, geschwächtem Immunsystem, schlechter Wundheilung und instabilem Bindegewebe. Eine proteinreiche, ausgewogene Ernährung hingegen sorgt für mehr Vitalität, mehr Muskelmasse, eine gute Immunabwehr, verbesserte Regeneration und strafferes Bindegewebe.

Wie viel Protein brauchen Sie pro Tag?

Um Ihren Körper optimal zu versorgen, den Muskelabbau zu stoppen und den Hormonbauch ganzheitlich zu reduzieren, ist es entscheidend, Ihren individuellen Proteinbedarf zu kennen. Jetzt erfahren Sie Schritt für Schritt, wie Sie Ihren Bedarf selbst berechnen können.

Schritt 1: Ihr Ziel-Körpergewicht

Wenn Sie aktuell über- oder untergewichtig sind, nutzen Sie bitte nicht Ihr aktuelles Gewicht. Entscheidend ist Ihr persönliches Ziel-Körpergewicht, also das Gewicht, das aus gesundheitlicher Sicht angestrebt wird. So berechnen Sie es:

→ **Für Sie:** Ihre Körpergröße ________ (in m) × Ihre Körpergröße ________ (in m) × Ziel-BMI (zwischen 22 und 25) = Ziel-Körpergewicht ________

Beispiel:
1,70 m × 1,70 m × 24 = ca. 69 kg → Das wäre Ihr berechnetes Zielgewicht

Schritt 2: Proteinbedarf ausrechnen
Je nachdem, wie aktiv Sie sind und ob Sie gezielt Muskeln aufbauen möchten, wählen Sie einen passenden Proteinfaktor:

- × 1,2 g/kg bei leichter oder moderater Bewegung
- × 1,5 g/kg bei regelmäßigem Training
- × 2,0 g/kg bei intensivem Krafttraining, geringer Muskulatur oder gezieltem Muskelaufbau

Schritt 3: Proteinbedarf errechnen
Multiplizieren Sie Ihr Ziel-Körpergewicht mit dem gewählten Faktor, um Ihren täglichen Proteinbedarf zu ermitteln. Beispiel:

Zielgewicht 69 kg × 1,4 (bei regelmäßiger Bewegung) = ca. 97 g Protein pro Tag

→ **Für Sie:** Das ist Ihr täglicher Proteinbedarf ____________

Schritt 4: Gleichmäßig über den Tag verteilen
Häufig wird vor allem abends auf eine proteinreiche Mahlzeit geachtet, doch morgens und mittags bleibt die Proteinzufuhr oft zu gering. Wenn es um den Erhalt Ihrer Muskulatur und den gezielten Abbau von Bauchfett geht, reicht es nicht, einfach nur »irgendwie« genug Protein zu essen. Entscheidend ist auch, wann und wie Sie die Eiweißaufnahme über den Tag verteilen.

Aktuelle Studien zeigen eindeutig[86]: Nicht nur die Gesamtmenge, sondern vor allem die Verteilung des Proteins über den Tag beeinflusst, ob Ihr Körper Muskulatur aufbaut oder abbaut.

Die Faustregel lautet: Etwa 25–30 g hochwertiges Protein pro Hauptmahlzeit – das entspricht ungefähr 15 g essenzielle Aminosäuren, insbesondere Leucin. Leucin spielt eine Schlüsselrolle, weil es wie ein Schalter für die Muskelproteinsynthese wirkt. Warum ist das so wichtig? Weil unser Körper kein »Proteinkonto« führt. Eine unausgeglichene Verteilung – z. B. kaum Protein zum Frühstück, dafür abends 60 g auf einmal – kann er nicht effizient nutzen. Was er nicht sofort braucht, wird nicht etwa »gespeichert«, sondern verpufft ungenutzt.

30 Gramm Protein stecken in ...

Eine der häufigsten Fragen in meiner Praxis: »Wie viel muss ich denn essen, um überhaupt auf 30 Gramm Protein zu kommen? Ich kann das gar nicht richtig einschätzen.«

Und das ist eine sehr gute Frage. Denn wer zählt im Alltag schon Proteinmengen? Die meisten unterschätzen, wie viel der Körper tatsächlich braucht – und überschätzen, wie viel in einem einzelnen Lebensmittel steckt. Damit Sie ein besseres Gefühl dafür bekommen, habe ich Ihnen ein paar Beispiele in der folgenden Abbildung (Seite 88) zusammengestellt. Sie sehen: Es ist machbar, aber es braucht ein bisschen Planung. Vor allem,

30 Gramm Protein stecken in ...

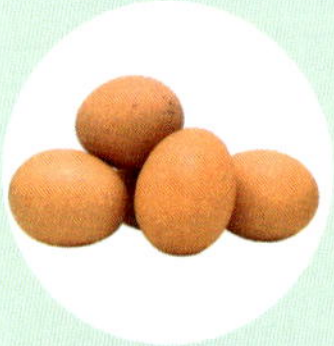

4,5 Eiern, Größe M
300 kcal
5 g KH

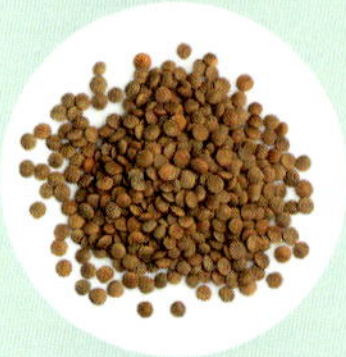

375 g Linsen (gekocht)
435 kcal
75 g KH

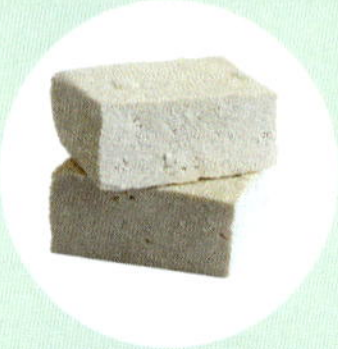

250 g Tofu
330 kcal
4 g KH

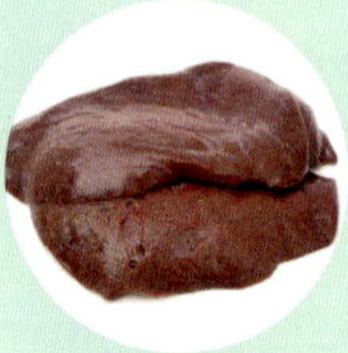

159 g Leber
202 kcal
5,7 g KH

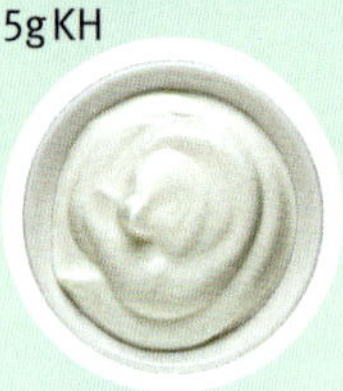

250 g Magerquark
168 kcal
9,8 g KH

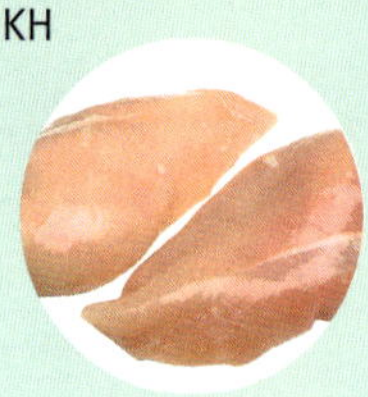

130 g Hähnchenbrust
143 kcal
0 g KH

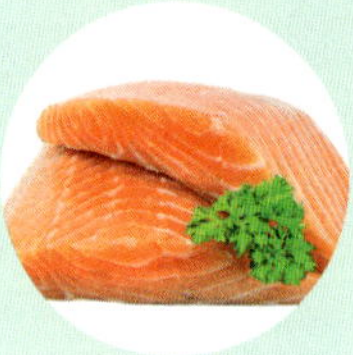

150 g Lachsfilet
312 Kcal
0 g KH

Edited and composed by Thieme – using following Stock Images: Eier: © ImagesMy/stock.adobe.com; Linsen: © osoznaniejizni/stock.adobe.com; Tofu: © Moving Moment/stock.adobe.com; Leber: © Silvia Bogdanski/stock.adobe.com; Quark: © bigacis/stock.adobe.com; Hähnchenbrust: © Joe Gough/stock.adobe.com; Lachs: © PhotoSG/stock.adobe.com

wenn man es ohne Proteinpulver schaffen will – was absolut möglich ist. Sobald man ein Gefühl dafür bekommt, wird's deutlich leichter.

Ballaststoffe aus Gemüse

Wenn wir über gesunde Ernährung sprechen, ist Ihnen folgende Empfehlung bestimmt schon oft begegnet: »Iss mehr Gemüse und mehr Ballaststoffe.« Und was landet dann im Einkaufswagen? Tomaten, Gurken und vielleicht noch ein bisschen Salat. Genau an dieser Stelle sage ich in der Beratung gerne etwas provokant: Salat ist kein Gemüse. Botanisch gesehen ist das zwar nicht ganz korrekt, aber es hilft, um ein Bewusstsein zu schaffen. Denn Tomaten, Gurken und Blattsalat enthalten zwar Wasser, ein paar Vitamine und schmecken frisch – aber sie liefern kaum nennenswerte Mengen an Ballaststoffen. Wenn Sie also hören, Sie sollen mehr Gemüse essen, dann ist nicht gemeint: eine halbe Gurke und drei Salatblätter zum Abendessen. Sondern dann geht es um ballaststoffreiches Gemüse wie Kohl, Pastinaken oder Rote Bete.

Ballaststoffe sind wahre Multitalente – sie ...

- fördern die Verdauung,
- stabilisieren den Blutzucker,
- nähren Ihr Mikrobiom und
- helfen, Bauchfett zu reduzieren.

Was genau sind Ballaststoffe?

Ballaststoffe sind unverdauliche Bestandteile pflanzlicher Lebensmittel. Es gibt lösliche und unlösliche Ballaststoffe. Lösliche Ballaststoffe wirken wie Futter für gesunde Darmbakterien, verlängern das Sättigungsgefühl und verbessern die Nährstoffaufnahme. Unlösliche Ballaststoffe wirken mechanisch und fördern die Bewegung im Darm. Beide Arten sind wichtig, aber lösliche Ballaststoffe kommen in der heutigen Ernährung oft zu kurz. Sie sind jedoch wertvoll für Ihre Figur, Ihr Immunsystem und Ihre Gesundheit. Viele der besten Ballaststoffquellen sind in Vergessenheit geraten: Topinambur, Steckrüben, Rote Bete, Kohl, Daikon-Rettich und Pastinaken sind regional, günstig und nährstoffreich.

Pektin – der unterschätzte Multitalent-Ballaststoff

Ein ganz besonderer löslicher Ballaststoff ist Pektin. Und den kennen viele nur aus Marmelade – dabei steckt er in vielen natürlichen Lebensmitteln, die wir täglich essen könnten. Pektin ist ein löslicher, fermentierbarer Ballaststoff, der besonders in Äpfeln oder Zitrusfrüchten vorkommt – und eben nicht nur zum Gelieren da ist. Fermentierbar bedeutet: Er wird im Dickdarm von bestimmten Darmbakterien verstoffwechselt – also sozusagen »aufgegessen«. Dabei entstehen kurzkettige Fettsäuren wie Butyrat, die viele positive Wirkungen auf die Darmgesundheit, das Immunsystem, den Appetit, die Blutzuckerregulation, den Fettstoffwechsel und die Entzündungsregulation haben.[87, 88, 89]

Im Körper wirkt Pektin deswegen gleich mehrfach: Es bildet bei Kontakt mit Wasser eine gelartige Substanz im Magen-Darm-Trakt, die die Magenentleerung verlangsamt und dadurch für ein längeres Sättigungsgefühl sorgt.[90] Das kann helfen, früher satt zu werden und auch länger satt zu bleiben. Gleichzeitig verhindert diese Gelbildung starke Blutzuckerschwankungen nach dem Essen[91] – ein Effekt, der besonders für Menschen mit Insulinresistenz oder Typ-2-Diabetes interessant ist. Studien zeigen außerdem, dass Pektin die Insulinsensitivität verbessern und den Cholesterinspiegel senken kann.[92]

Frisches Obst wie Äpfel, Birnen, Zitrusfrüchte, Pflaumen oder Beeren liefern 0,5–1 g Pektin pro 100 g. Auch in Karotten, Kartoffeln und Tomaten steckt Pektin – wenn auch in geringerer Menge. Hülsenfrüchte und Haferflocken tragen ebenfalls zur Pektinversorgung bei.

Für eine spürbare Wirkung sollten Sie täglich etwa 5 g Pektin aufnehmen – das schaffen Sie mit z. B. zwei Äpfeln, einer großen Karotte und einer Handvoll Beeren oder mit rund 500 g Gemüse.

Ein ballaststoffreicher Alltag – ganz ohne Nahrungsergänzungen

Die Deutsche Gesellschaft für Ernährung empfiehlt mindestens 30 g Ballaststoffe täglich. Um Ihren täglichen Ballaststoffbedarf zu decken, sollten Sie bewusst ballaststoffreiche Lebensmittel in Ihre Ernährung einbauen. Tipp: Lassen Sie die Schale an Obst und Gemüse dran, bevorzugen Sie Vollkornprodukte und kombinieren Sie Rohkost mit Hülsenfrüchten. Selbst ein Tomaten-Gurken-Salat wird mit 100 g Pintobohnen (6 g Ballaststoffe) und 1 EL Sesam (2 g Ballaststoffe + wertvolle Mineralstoffe) zur ballaststoffreichen Mahlzeit. Ein Dressing aus Zitronensaft, Essig, Olivenöl, Dijon-Senf, Ingwer und frischen Kräutern rundet das Ganze ab – und unterstützt ganz nebenbei Ihre Gallentätigkeit.

Ballaststoffgehalt von Lebensmitteln

Lebensmittel	Ballaststoffgehalt in g/100 g
Kleie	44,0
Kakaopulver	35,0
Leinsamen	27,0
getrocknete Pilze	25,0
Hagebutten	22,0
Feigen	18,0
Aprikosen	17,8
Roggen	16,4
Weizenkeimmehl	16,0
Mandeln	15,0
Grüne Erbsen	12,0
Sesam	9,1

Kohlenhydrate – bewusst gewählt

Kohlenhydrate spielen beim Hormonbauch eine besondere Rolle. Unabhängig davon, ob Sie eine Scheibe Weißbrot oder einen Löffel Haferflocken essen – am Ende wird Glukose gebildet. Je höher der Blutzuckerspiegel, desto höher ist der Insulinspiegel. Dieser Mechanismus kann den Fettabbau blockieren und den Fettaufbau fördern, wenn er dauerhaft aktiv ist.

Der Kohlenhydratstoffwechsel

Insulin ist sowohl ein Speicher- als auch ein Masthormon. Wenn die Körperzellen ausreichend Glukose haben, wird der Überschuss in Fettzellen, insbesondere am Bauch, gespeichert. Und das gilt vor allem bei einem ungünstigen Hormonhaushalt.

Daher ist es entscheidend, die Kohlenhydrataufnahme nicht nur zu reduzieren, sondern auch klug zu steuern. Die Qualität der Kohlenhydrate beeinflusst, ob Sie Ihre Stoffwechselziele erreichen oder

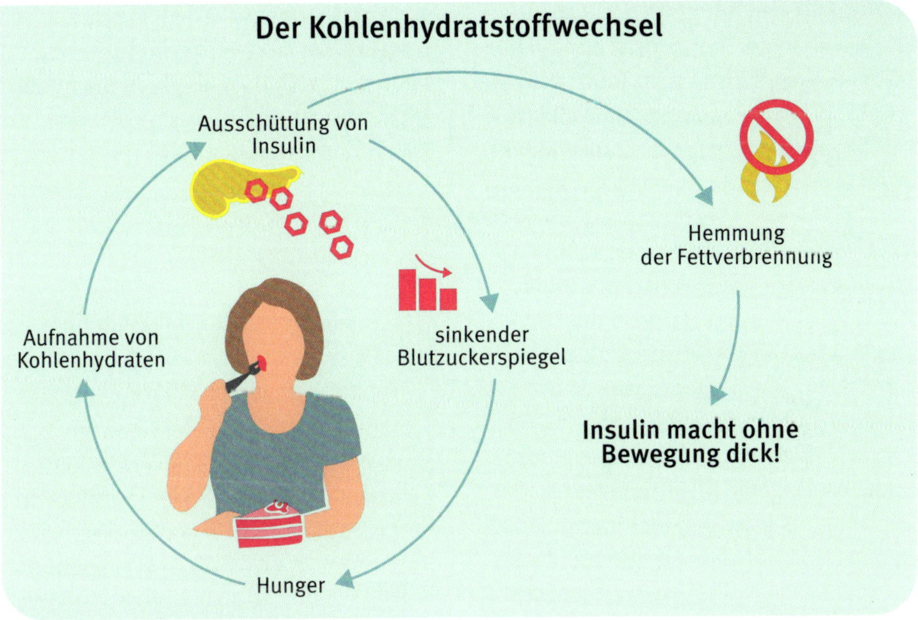

im Kreislauf aus Heißhunger, Energieeinbruch und Bauchfett steckenbleiben.

Jede Kohlenhydratquelle, egal ob Zuckerwürfel oder Haferflocken mit Hafermilch und Beeren, wird also irgendwann zu Glukose verstoffwechselt. Der Unterschied liegt in der Geschwindigkeit, den zusätzlichen Nährstoffen und der Insulinantwort. Für Frauen mit Hormonbauch empfehle ich hochwertige, ballaststoffreiche und wasserhaltige Kohlenhydratquellen, kombiniert mit Protein und Fett.

Kohlenhydrate – aber ballaststoffreich, wasserreich

Ballaststoffe verzögern die Glukoseaufnahme, halten länger satt und sorgen für eine flachere Insulinkurve. Lebensmittel mit hohem Wasseranteil – wie Gemüse und bestimmte Obstsorten – haben ein hohes Volumen bei gleichzeitig geringer Energiedichte. Das bedeutet: Sie essen sich satt, ohne dass der Blutzucker zu stark steigt. Ideal also, wenn Sie Bauchfett abbauen oder die Insulinresistenz verbessern möchten.

Vollkornprodukte sind auch eine gute Wahl – aber bitte in Maßen. Und je »vollkörniger«, desto besser. Zum Beispiel sind grobkernige Haferflocken günstiger für den Blutzucker als zarte. Auch bei Nudeln können Sie bewusst wählen. Dinkel ist nicht automatisch besser als Weizen – entscheidend ist, ob es sich um Vollkornmehl oder feines Auszugsmehl handelt.

Ein Tipp für den Alltag: Wer auf das Wort »Vollkorn« achtet – und nicht nur auf den »Dinkel«-Schriftzug –, trifft meist die bessere Wahl. Weizennudeln aus Vollkorn sind genauso wertvoll wie Dinkelnudeln aus Vollkorn – alles andere ist Marketing.

Doch vergessen Sie nicht: Auch komplexe Kohlenhydrate – also Vollkornprodukte, Pseudogetreide oder Hafer – bestehen letztlich aus langen Glukoseketten. Unsere Enzyme, insbesondere die Speichel-Amylase im Mund und die Pankreas-Amylase im Dünndarm, spalten diese Ketten schnell in einzelne Glukosemoleküle. Das bedeutet: Auch aus »gesunden« Kohlenhydraten entsteht früher oder später Zucker im Blut. Deshalb gilt: Vollkorn ist nicht automatisch ein Freifahrtschein. Wer sich hormonfreundlich ernähren möchte, sollte auch bei Vollkornprodukten auf die Menge achten und sie gezielt in den Alltag einbauen – idealerweise kombiniert mit Protein, Fett und viel Gemüse, um die Insulinantwort gering zu halten.

Abwechslung, Genuss und Kontrolle – so geht's

Neulich fragte mich eine Patientin in der Beratung, ob Quinoa eigentlich gesünder sei als Vollkornnudeln. Die ehrliche Antwort: Es kommt darauf an, worauf Sie achten möchten. Aus Sicht der Makronährstoffe macht es für unseren Körper keinen großen Unterschied – beide liefern ähnlich viele Kalorien und etwa gleich viel Kohlenhydrate pro Portion. Auch die Wirkung auf den Blutzucker ist vergleichbar. Ein weit verbreiteter Irrtum ist, dass Quinoa als »Proteinwunder« gilt – tatsächlich enthält eine Portion Vollkornnudeln sogar leicht mehr Protein.

Hier ein direkter Vergleich (Angaben jeweils pro 100 g, gegart):

- Quinoa: 120 kcal, 4,1 g Protein, 21,3 g Kohlenhydrate, 2,8 g Ballaststoffe
- Vollkornnudeln: 124 kcal, 5,0 g Protein, 25 g Kohlenhydrate, 4,5 g Ballaststoffe

Quinoa liefert dafür mehr Magnesium, Kalium und Folsäure sowie ein vollständiges Aminosäureprofil – hat also eine besonders hochwertige Proteinqualität. Vollkornnudeln punkten hingegen mit etwas mehr Ballaststoffen und mehr Protein. Fazit: Beides sind gesundheitsfördernde Kohlenhydratquellen. Entscheidend ist nicht, welche Zutat »die bessere« ist, sondern welche besser zu Ihrem Alltag und Ihren Vorlieben passt – und wie bewusst Sie sie kombinieren. Wählen Sie daher aus, was Ihnen schmeckt, und bleiben Sie abwechslungsreich. Essen Sie nicht jeden Tag das Gleiche.

Haben Sie zum Beispiel schon einmal mit ganzen Haferkernen gekocht? Oder Grünkern ausprobiert? Diese naturbelassenen Getreidearten bringen Abwechslung, Sättigung und Nährstoffdichte auf den Teller. Auch Hirse, Buchweizen oder klassische Pellkartoffeln sind tolle Alternativen. Gemüse und Obst, Beeren, Zitrusfrüchte liefern ebenfalls Kohlenhydrate – aber mit deutlich mehr Ballaststoffen und vor allem einem hohen Wassergehalt. Sie sättigen schneller, belasten den Blutzucker weniger stark und helfen so, Insulinspitzen zu vermeiden.

Wichtig ist dabei, dass Sie Obst und Beeren ebenfalls mit einer Protein- und Fettquelle kombinieren – zum Beispiel mit einem Joghurt, einer Handvoll Nüsse oder einem Löffel Nussmus. So steigt der Blutzucker langsamer an, bleibt länger stabil – und Heißhunger bleibt aus. Gerade in der Reduktionsphase bei Hormonbauch empfehle ich, den Fokus auf naturbelassene Kohlenhydratquellen zu lenken und darauf zu achten, diese immer mit Protein, Fett und Gemüse zu kombinieren. So bleibt der Insulinspiegel flacher – und der Fettabbau kann auch zwischen den Mahlzeiten und nachts aktiviert werden.

Wie viele Kohlenhydrate sind sinnvoll?

Eine gute Orientierung für die Phase der Reduktion des Hormonbauchs: Lassen Sie Kohlenhydrate höchstens ein Viertel Ihres Tellers ausmachen. Ihr Anteil an der Gesamtenergiezufuhr sollte idealerweise zwischen 30 und 40% liegen – abhängig von Ihrem Aktivitätslevel. Der Rest: Protein, gesunde Fette und vor allem viel Gemüse. In der Tabelle lesen Sie Beispiele, wie eine passende Portion gesunder Kohlenhydrate aussehen kann. Wichtig: Bei Getreide, Porridge oder Nudeln beziehen sich die Mengen auf das gekochte Produkt, nicht auf das Trockengewicht! So bleibt Ihre Ernährung nicht nur hormonfreundlich, sondern auch genussvoll und alltagstauglich – ganz ohne Verzicht und strenge Verbote.

Fette – Freund oder Feind?

»Aber Fette machen doch dick?« – dieser Gedanke hält sich hartnäckig, ist aber wissenschaftlich längst widerlegt. Die internationale PURE-Studie[93] mit über 135000 Teilnehmenden aus 18 Ländern zeigt: Menschen, die bewusst Fett in ihre Ernährung integrieren, leben häufig gesünder – und länger. Selbst gesättigte Fette, lange als problematisch eingestuft, waren nicht mit einem höheren

Gesunde Kohlenhydrate

Lebensmittel, gekocht	Menge in g
Kartoffeln	200–250
Porridge	120–200
Süßkartoffeln	180–200
Quinoa	150–200
Vollkornnudeln	150–180
Buchweizen	150–180
Naturreis	150–180
Hirse	140–170
Vollkornbrot	50–70

Risiko für Herzinfarkt oder Schlaganfall verbunden. Im Gegenteil: Ein regelmäßiger, maßvoller Konsum ging sogar mit einem geringeren Schlaganfallrisiko einher. Deutlich ungünstiger schnitt hingegen eine stark kohlenhydratreiche Ernährung ab – insbesondere, wenn mehr als 60 % der Kalorien aus Zucker, Weißmehl oder stark verarbeiteten Kohlenhydraten stammten. Hier war das Risiko für Herz-Kreislauf-Erkrankungen und frühzeitige Sterblichkeit deutlich erhöht. Die Schlussfolgerung vieler Forschender: Nicht Fett an sich ist das Problem – sondern die falsche Zusammensetzung der Ernährung.

Für Frauen in den Wechseljahren spielt Fett eine besonders wichtige Rolle. Denn Fett ist weit mehr als ein bloßer Energieträger: Es bildet die Grundlage für gesunde Zellmembranen, unterstützt die Produktion von Hormonen, stärkt das Immunsystem und wirkt entzündungsregulierend.[94] Studien zeigen, dass Frauen mit einer fettreicheren, aber kohlenhydratärmeren Ernährung mehr viszerales Bauchfett verlieren als mit klassischen fettarmen Diäten. Gleichzeitig verbesserte sich die Insulinsensitivität, also die Fähigkeit der Zellen, Zucker aus dem Blut aufzunehmen[95] – ein zentraler Aspekt beim Hormonbauch.

Omega-3-Fettsäuren etwa verbessern nachweislich die Insulinsensitivität, dämpfen stille Entzündungen und fördern – zumindest in tierexperimentellen Studien – gezielt den Abbau von viszeralem Bauchfett.[96] Gleichzeitig beeinflusst die Qualität Ihrer aufgenommenen Fette die Elastizität von Zellstrukturen, etwa in Leber, Haut und Muskulatur. Auch fettlösliche Vitamine wie A, D, E und K sowie Cholesterin – ein Vorläufer für die körpereigene Hormonbildung – sind auf ausreichende und hochwertige Fettzufuhr angewiesen. Kurz gesagt: Hochwertige Fette sind ein unverzichtbarer Bestandteil eines gesunden Stoffwechsels – gerade in der Lebensphase hormoneller Umstellungen. Entscheidend ist nicht, dass Sie wenig Fett essen, sondern welche Art – und in welchem Gesamtkontext.

Welche Fette braucht Ihr Körper – und welche besser nicht?

Empfehlenswert sind hochwertige, naturbelassene Fette, die den Körper mit wichtigen Fettsäuren, fettlöslichen Vitaminen und hormonellen Vorstufen versorgen.

- Zum Kochen und Braten eignen sich hitzestabile Öle wie raffiniertes Olivenöl, Rapsöl oder Erdnussöl. Auch Kokosöl kann hier eine gute Wahl sein.
- Für kalte Speisen wie Salate sind kalt gepresste Öle wie natives Olivenöl, Leinöl, Walnussöl, Hanföl oder Kürbiskernöl besonders wertvoll. Sie enthalten viele mehrfach ungesättigte Fettsäuren und wirken entzündungsregulierend.
- Neben pflanzlichen Ölen sind auch tierische Fette aus naturbelassenen Quellen empfehlenswert: But-

ter (statt industriell hergestellter Margarine), Bio-Eier, fettreicher Fisch wie Lachs oder Makrele aus Wildfang sowie Fleisch aus Weidetierhaltung oder Wildfleisch liefern wichtige Nährstoffe – unter anderem Omega-3-Fettsäuren, Cholesterin zur Hormonbildung und fettlösliche Vitamine.

Vorsicht ist dagegen bei industriell verarbeiteten Fetten geboten, insbesondere in Fertigprodukten, Backwaren, Wurst, Chips oder Trockensuppen. Diese enthalten häufig sogenannte gehärtete Fette oder Trans-Fettsäuren. Sie entstehen bei der industriellen Verarbeitung von Pflanzenölen und sind für den Körper problematisch: Sie erhöhen das ungünstige LDL-Cholesterin, senken das schützende HDL – und fördern Entzündungsprozesse sowie Ablagerungen in den Gefäßen.

Achten Sie beim Einkauf auf Hinweise wie »gehärtete Fette«, »teilweise gehärtet« oder »pflanzliche Fette, gehärtet« – und greifen Sie stattdessen zu unverarbeiteten, naturbelassenen Lebensmitteln. So geben Sie Ihrem Körper nicht nur Energie, sondern auch wertvolle Bausteine für Ihre Zellgesundheit und Stoffwechselregulation.

Omega-3- und Omega-6-Fettsäuren – das richtige Verhältnis zählt

Omega-3- und Omega-6-Fettsäuren sind lebensnotwendig für unseren Körper.

- Omega-3-Fettsäuren wirken unter anderem entzündungshemmend, unterstützen das Herz-Kreislauf-System und sind wichtig für unser Gehirn.
- Omega-6-Fettsäuren spielen eine wichtige Rolle bei der Stärkung der Zellwände, der Wundheilung und der Unterstützung des Immunsystems.

Problematisch wird es, wenn das Verhältnis zwischen beiden nicht mehr stimmt – und genau das ist heute häufig der Fall. In der modernen Ernährung nehmen wir meist deutlich mehr Omega-6- als Omega-3-Fettsäuren auf. Das liegt vor allem an stark verarbeiteten Lebensmitteln, Sonnenblumenöl, Fleisch aus konventioneller Tierhaltung oder pflanzlichen Ersatzprodukten mit billigen Ölen. Ein dauerhaftes Übermaß an Omega-6-Fettsäuren kann zu stillen Entzündungen, hormonellen Störungen und langfristiger Belastung der Zellgesundheit, einschließlich der Mitochondrien, führen.

Eine aktuelle Studie legt nahe, dass ein anhaltender Überschuss an Omega-6-Fettsäuren einen »reduktiven Stress« auslösen kann, der die Energieproduktion in Ihren Zellen beeinträchtigt. Diese Störung kann sich in chronischer Müdigkeit, Erschöpfung und Erkrankungen wie Typ-2-Diabetes äußern, bei denen der Zellstoffwechsel dauerhaft gestört ist.[97] Optimal wäre ein Verhältnis von etwa 2:1 bis 4:1. Tatsächlich liegt es in Deutschland oft bei 10:1 oder schlechter.

Ziel ist jedoch nicht, Omega-6-Fettsäuren streng zu vermeiden, sondern klug auszubalancieren: mehr Omega-3-Fettsäuren und weniger versteckte Omega-6-Fettsäuren aus stark verarbeiteten Lebensmitteln.

Wie viel verstecktes Omega-6-Fettsäuren wir unbemerkt aufnehmen, zeigt sich vor allem beim Blick auf ganz alltägliche Lebensmittel:

- Eier aus Käfighaltung weisen ein Omega-6:3-Verhältnis von über 30:1 auf, bei Eiern aus Freilandhaltung liegt es bei etwa 2:1.[98, 99, 100]
- Wildlachs enthält dreimal so viel Omega-3-Fettsäuren wie Zuchtlachs[101]– bei einem zehnfach besseren Fettsäureverhältnis.
- Auch pflanzliche Ersatzprodukte sind oft reich an Omega-6-Fettsäuren, da sie Sonnenblumen- oder Sojaöl enthalten.
- Fleisch aus Weidehaltung schneidet durch die natürliche Fütterung deutlich günstiger ab – und trägt damit zu einer entzündungshemmenden Ernährung bei.[102]

Omega-3-Fettsäuren für Muskelkraft, Zellgesundheit und Schlaf

Omega-3-Fettsäuren sind für viele zentrale Körperfunktionen unverzichtbar – besonders ab dem 50. Lebensjahr. Sie unterstützen die Zellregeneration, fördern die Hormonbildung und tragen entscheidend zu einem gesunden Schlaf bei. Studien zeigen: Omega-3-Fettsäuren regulieren den Schlaf-wach-Rhythmus, beeinflussen die Melatoninproduktion und können die Qualität der Tiefschlafphasen verbessern.[103] Ohne ausreichend gesunde Fette können Zellen sich nicht regenerieren, Hormone nicht richtig gebildet werden – und erholsamer Schlaf bleibt aus.

Auch die Muskulatur profitiert. In Kombination mit gezieltem Krafttraining verbessern Omega-3-Fettsäuren nachweislich die Muskelkraft im Alter – ein wichtiger Schutzfaktor gegen altersbedingten Muskelabbau. Und auch Ihr Gehirn profitiert von Omega-3-Fettsäuren – insbesondere von DHA (Docosahexaensäure). Sie schützen die Nervenzellen, fördern die Konzentration und spielen eine wichtige Rolle in der Prävention neurodegenerativer Erkrankungen wie Demenz. Darüber hinaus verbessern Omega-3-Fettsäuren das Blutfettprofil, stärken die Gefäßgesundheit – und tragen so ganzheitlich zu mehr Energie, innerer Stabilität und Lebensqualität bei.[104]

Ihr Fettbedarf bei einem Hormonbauch

Ihr täglicher Fettbedarf hängt vom Gesamtenergiebedarf ab. Ein guter Richtwert: 30–40 % Ihrer Kalorienzufuhr sollten aus hochwertigen Fetten stammen. Bei 2000 kcal pro Tag entspricht das 66–88 g Fett – aufgeteilt auf gesunde Quellen wie Nüsse, Saaten, Öle, Avocados, Fisch, vollfette Bio-Milchprodukte und Eier.

So gestalten Sie Ihre Mahlzeiten sinnvoll

Ein strukturierter Tagesablauf beginnt mit der ersten Mahlzeit – und endet mit einem Abendessen. Entscheidend ist dabei nicht nur, was Sie essen, sondern auch wie regelmäßig und in welchem Umfeld.

Im Folgenden stelle ich Ihnen einen Essenplan für einen Tag vor. Dazu einige Hinweise:

Austauschmöglichkeiten – so bleiben Sie flexibel

- Gemüse können Sie nach Saison, Verfügbarkeit und Geschmack flexibel kombinieren.
- Die Proteinkomponente lässt sich problemlos austauschen: (siehe Seite 88)
- Bei Obst sollten Sie auf den Zuckergehalt achten.
- Als Kohlenhydratquelle eignen sich naturbelassene, nährstoffdichte Getreidearten (siehe Seite 93).

Essenszeiten – der richtige Rhythmus für Ihren Stoffwechsel

Ihr Körper liebt Rhythmus. Starten Sie mit dem Frühstück 30–40 Minuten nach dem Aufstehen, essen Sie alle 3–4 Stunden und beenden Sie den Tag mit einem Abendessen 3–4 Stunden vor dem Schlafengehen.

Warum Esspausen von 3–4 Stunden?

Das ist die Zeit, die der Körper braucht, um Nahrung vom Magen bis zum Zwölffingerdarm zu transportieren und die Nährstoffaufnahme zu starten.

Wichtig bei Sonderfällen:

- Spätes Aufstehen → alle Hauptmahlzeiten entsprechend verschieben, keine Hauptmahlzeit auslassen
- Frühes Aufwachen + sehr aktiver Tag → zusätzliche kleine Zwischenmahlzeiten sinnvoll
- Wenig Aktivität → oft reichen drei ausgewogene Hauptmahlzeiten, Vormittag- und Abend-Snack können wegfallen

Frühstück – erste Mahlzeit des Tages

Das Frühstück sollte innerhalb von 30–40 Minuten nach dem Aufstehen eingenommen werden. Warum das wichtig ist:

- Über Nacht entsteht ein großes Energiedefizit – ein verzögertes Frühstück führt oft zu Heißhunger und Überessen.
- Die Gallenblase entleert sich beim Frühstück – bei langem Fasten kann es zu einem Gallenstau, einem Risiko für Gallensteine und Cholesterinerhöhung kommen.

Komponenten eines ausgewogenen Frühstücks:
Protein (z. B. Quark, Eier) + Fette (z. B. Nüsse, Avocado) + Ballaststoffe (z. B. Beeren, Obst, Gemüse) + Kohlenhydrate (z. B. Haferflocken, Brotscheibe)

Zwischenmahlzeiten (optional)

Wenn Sie gegen 10 Uhr Hunger spüren oder an langen Arbeitstagen zwischen 16–18 Uhr ein Energietief erleben, kann eine kleine Zwischenmahlzeit sinnvoll sein.

Beispiele:
Obst + Käse oder Beeren + Joghurt + Nüsse oder Gemüsesalat mit Garnelen

Mittagessen – nach dem Tellermodell-Prinzip

Stellen Sie sich einen normalen Essteller vor – etwa 20 bis 25 cm Durchmesser. Diesen teilen Sie gedanklich in drei Bereiche auf:
¼ Teller mit Protein (z. B. Fisch, Fleisch) +
½ Teller mit Ballaststoffen (Gemüse) +
¼ Teller mit Kohlenhydraten (z. B. Kartoffeln, Vollkornnudeln) + 1–2 TL Fette (z. B. Butter, Olivenöl)

Hinweise:

- Stärkehaltige Gemüse wie Süßkartoffeln oder Kartoffeln gelten als Kohlenhydratquelle, nicht als Gemüse.

Abendessen – nach dem Tellermodell-Prinzip

Empfohlene Bestandteile:
¼ Teller mit Protein (z. B. Meeresfrüchte, Tofu) + ½ Teller mit Ballaststoffen (Gemüse) + ¼ Teller mit Kohlenhydraten (z. B. Quinoa, Linsen) + 1–2 TL Fette (z. B. Butter, Olivenöl)

Ein Tipp zur Lagerung: Pflanzenöle sind empfindlich. Lagern Sie sie dunkel, kühl und gut verschlossen, um Oxidation zu vermeiden.

Die typischen Fallen

Wenn wir uns gesund ernähren wollen, greifen wir oft zu Produkten, die im Supermarkt als gesund und clean beworben werden. Smoothies, Proteinriegel, Porridge aus der Tüte und vegane Ersatzprodukte sind beliebte Optionen. Doch diese Produkte enthalten oft versteckten Zucker, unnötige Zusatzstoffe und mehr Kalorien, als man denkt.

»Ich esse gar nicht viel ...« – warum der Bauch trotzdem wächst

»Ich ernähre mich gesund, auch nicht viel – und trotzdem wächst mein Bauch. Ich verstehe das nicht.« So oder so ähnlich beginnen viele Gespräche in meiner Sprechstunde. Und tatsächlich belegen Studien: Die eigene Kalorienaufnahme wird systematisch unterschätzt. Studien zeigen auch, dass das Label »Bio« einen Halo-Effekt erzeugt, bei dem Menschen Bio-Produkten systematisch einen niedrigeren Kaloriengehalt zuschreiben – obwohl dies objektiv nicht zutrifft.[105] Frauen mit Übergewicht unterschätzen ihre tägliche Kalorienaufnahme im Schnitt um 400–1200 kcal.[106]

Ein Grund dafür: Produkte, die viele als gesund einstufen – Granola, Fruchtriegel, Energyballs –, enthalten hohe Mengen an Zucker und Kalorien. Insbesondere Getränke und kleine Snacks werden nicht als »richtige Mahlzeiten« wahrgenommen. Vor allem ultrahochverarbeitete Lebensmittel manipulieren das natürliche Sättigungsgefühl. Menschen essen mehr, ohne es zu merken.

Zucker verändert das Belohnungssystem im Gehirn

Zucker beeinflusst das Gehirn ähnlich wie Suchtmittel – vergleichbar mit Drogen, Nikotin oder Alkohol. Besonders problematisch sind leicht verdauliche Kohlenhydrate wie Weißbrot, gezuckerte Cornflakes oder Softdrinks. Sie lassen den Blutzucker schnell ansteigen – und genauso schnell wieder abfallen. Das sorgt dafür, dass der Körper schnell wieder »Nachschub« verlangt. Heißhunger ist die Folge.

Der Grund liegt im Gehirn: Nach dem Verzehr solcher Lebensmittel wird das sogenannte Belohnungssystem aktiviert. Dabei wird Dopamin ausgeschüttet – ein Botenstoff, der gute Gefühle, Motivation und Appetit erzeugt. Genau dieses System wird auch bei Suchtverhalten angesteuert. Besonders aktiv ist dabei ein Bereich namens Nucleus accumbens, der mit Belohnung und Verlangen verknüpft ist. Mit der Zeit gewöhnt sich das Gehirn an diesen Effekt – es braucht stärkere Reize, um die gleiche Wirkung zu spüren. Gleichzeitig wird der Bereich im Gehirn, der für Selbstkontrolle zuständig ist, der präfrontale Kortex, weniger aktiv. Die

Typische Kalorienfallen bei Hormonbauch – diese Produkte besser meiden:

Kalorienfallen verbergen sich dort, wo niemand sie vermutet. Viele der unten aufgeführten Lebensmittel sind ultrahochverarbeitet – das heißt: sie enthalten isolierte Zutaten, Aromen, Emulgatoren und Texturgeber. Sie sehen aus wie »echtes Essen«, sind es aber oft nicht mehr. Hier eine kleine Auswahl:

Getränke mit verstecktem Zucker:

- süße Softdrinks (Cola, Limonade, Eistee)
- Fruchtsäfte (auch »100 % natürlich«)
- Smoothies aus dem Kühlregal
- Kaffeegetränke mit Sirup, Zucker oder Milchmix
- Milchshakes
- Energydrinks

Snacks & Frühstücksfallen:

- Müsliriegel, Proteinriegel
- »gesunde« Süßigkeiten (z. B. Dattelbällchen)
- Granola, Müsli, Instant-Porridge
- Knusperbrot
- Puffmais-Produkte (z. B. Cornflakes, Maisstangen)

Fertigprodukte & versteckte Fettquellen:

- Tütensuppen (auch Gemüsevarianten)
- Fertiggerichte aus dem Supermarkt
- vorgefertigte Fleischprodukte (z. B. Burgerpatties, Chicken Nuggets, panierte Fischstäbchen)
- Supermarkt-Rouladen, Pasteten
- Frischkäsezubereitungen, Schmelzkäse
- Fertigsoßen und Marinaden
- eingelegtes oder konserviertes Obst und Gemüse
- Konserven in Soßen

Zuckerfallen mit Gesundheitsimage:

- gesüßte Joghurts
- Agavendicksaft, Ahornsirup & andere Sirupe
- Zuckeraustauschstoffe (»zuckerfrei« ist nicht automatisch gesund)
- große Mengen an Nüssen & Trockenfrüchten
- Knäckebrot
- vegane Ersatzprodukte mit langen Zutatenlisten

Folge: Man weiß, dass man eigentlich satt ist oder dass diese Produkte der eigenen Gesundheit schaden – greift aber trotzdem wieder zur Tüte oder zum Riegel.

In Studien mit Gehirnscans zeigte sich: Nach dem Essen von Lebensmitteln mit hohem glykämischen Index (also schnell verdaulichen Kohlenhydraten) werden genau diese Hirnregionen aktiviert.[107] Auch neuere Untersuchungen zeigen: Manche Menschen verlieren durch diese Art von Lebensmitteln die Kontrolle über ihr Essverhalten. Dieses Phänomen nennt man »Food Addiction« – eine Art Ernährungssucht, ausgelöst durch stark verarbeitete Produkte mit Zucker, Fett und künstlichen Zusatzstoffen.[108]

Umsetzung im Alltag

Zucker und ultrahochverarbeitete Produkte fördern die Entstehung von viszeralem Bauchfett. Wer sich informiert und bewusste Entscheidungen trifft, hat die besten Chancen, diesen Kreislauf zu durchbrechen:

- Zutatenliste prüfen: Mehr als fünf Zutaten? Viele Begriffe, die Sie nicht kennen? Besser im Regal stehen lassen.
- So oft wie möglich frisch und selbst kochen – Auswärtsessen sollte nicht die Regel sein.
- Auch Zwischenmahlzeiten in die Kalorienbilanz mit einberechnen: Jeder Snack zählt – auch der »gesunde«.
- Zuckeraustauschstoffe kritisch hinterfragen – sie können den Appetit trotzdem fördern.
- Im Restaurant: nachfragen, Soßen separat bestellen, panierte Gerichte vermeiden, Salat ohne Dressing bestellen.
- Minimieren Sie den Verzehr von ultrahochverarbeiteten Produkten.

Sie sehen, Kontrollverlust beim Essen und Snacken ist kein Zeichen von »Disziplinlosigkeit«. Es basiert auf biologischen Prozessen im Gehirn – und lässt sich deshalb nicht allein mit Willenskraft durchbrechen. Bewusste Entscheidungen, Wissen und strukturverändernde Maßnahmen im Alltag (z. B. keine Trigger-Lebensmittel zu Hause) sind deutlich wirksamer.

Planen Sie Ihre bessere Ernährung

Bevor Sie Ihre Ernährung gezielt anpassen, sollten Sie Ihren individuellen Energiebedarf kennen. So vermeiden Sie, dass Sie entweder zu wenig oder zu viel Energie zuführen.

Ein zu starkes Defizit schadet Ihrer Gesundheit, während eine zu hohe Energiezufuhr – selbst bei gesunder Ernährung – oft zu Gewichtszunahme führt, insbesondere im Bauchbereich.

1. Schritt: Berechnen Sie Ihren Grundumsatz

Auch im Ruhezustand benötigt Ihr Körper Energie für grundlegende Funktionen wie Atmen, Herzschlag, Verdauung und Hormonproduktion. Diese Menge nennt man Grundumsatz. Wenn Ihr Grundumsatz dauerhaft unter diesem Wert liegt, kann das Ihren Ruheenergieverbrauch verlangsamen, die Muskelmasse abbauen und Ihren Hormonhaushalt stören.

Berechnungsformel (nach Harris-Benedict) für Frauen: Grundumsatz = 655,1 + (9,563 × Gewicht in kg) + (1,85 × Größe in cm) – (4,676 × Alter in Jahren)

Beispiel (mit gerundeten Faktoren): Sie sind 50 Jahre alt, 168 cm groß und wiegen 75 kg:

655 + (9,6 × 75) + (1,8 × 168) – (4,7 × 50) = ca. 1412 kcal pro Tag

→ **Für Sie:** Berechnen Sie nun Ihren Grundumsatz:

655 + (9,6 × ________kg) +
(1,8 × ________cm) –
(4,7 × ________Jahre) = ca. ________ kcal pro Tag

Mit diesem Wert haben Sie die wichtigste Basis geschaffen – in den nächsten Schritten leiten wir daraus Ihren tatsächlichen Gesamtenergiebedarf im Alltag und Ihre optimale Nährstoffverteilung ab.

2. Schritt: Berechnen Sie Ihren Gesamtenergiebedarf

Natürlich verbraucht Ihr Körper nicht nur Energie im Ruhezustand. Bewegung, Haushalt, Beruf oder Sport erhöhen den Energieverbrauch. Diesen nennt man Gesamtenergiebedarf. Dafür multiplizieren Sie Ihren Grundumsatz mit einem Aktivitätsfaktor:

Ihr Gesamtenergiebedarf = Ihr Grundumsatz × aktueller Aktivitätsfaktor

Beispiel: Grundumsatz = 1412 kcal

Der Aktivitätsfaktor hängt davon ab, wie viel Sie sich im Alltag bewegen:

Aktivitätslevel	Aktivitätsfaktor
sitzend (Büro, kaum Bewegung)	1,2
leicht aktiv (z. B. Spaziergänge)	1,4–1,5
mäßig aktiv (regelmäßiger Sport)	1,6–1,75
sehr aktiv (tägliches Training)	1,9–2,2

Bewegung: leichte Aktivität (Faktor 1,5)

1412 × 1,5 = ca. 2118 kcal Gesamtenergiebedarf

→ **Für Sie:** Rechnen Sie Ihren Gesamtenergiebedarf aus:

________ kcal × ________ Aktivitätsfaktor
= ________ kcal/Tag

3. Schritt: Je nach Ziel: Planen Sie ein Kaloriendefizit

Sobald Sie Ihren Gesamtenergiebedarf kennen, können Sie – je nach Ziel (z. B. Gewichtsreduktion) – ein Kaloriendefizit einplanen. Wenn Sie abnehmen möchten, können Sie ein moderates Defizit von 300–500 kcal einplanen. Achten Sie darauf, dass die Energiezufuhr nicht unter Ihrem Grundumsatz liegt.

Beispiel: Gesamtenergieverbrauch: 1800 kcal – 500 kcal Defizit = 1300 kcal

Aber Ihr Grundumsatz liegt bei 1400 kcal? Dann sollte Ihr Ernährungsplan mindestens 1400 kcal enthalten.

→ **Für Sie:** Berechnen Sie Ihren persönlichen Gesamtenergiebedarf unter Berücksichtigung eines moderaten Kaloriendefizites:

Gesamtenergieverbrauch ________ –
500 kcal Defizit = ________ kcal/Tag

Dieser Wert sollte nicht unter Ihrem Grundumsatz liegen.

4. Schritt: Berechnen Sie das Verhältnis der Makronährstoffe

Viele Ernährungspläne scheitern, weil das Verhältnis von Protein, Fett und Kohlenhydraten nicht stimmt. Ein ausgewogenes Makronährstoffprofil stabilisiert Ihren Blutzucker, beugt Heißhunger vor und schützt vor Muskelabbau.

Empfohlene Verteilung (am Tag):

- Protein: 20–30% der Energie
  - Rindfleisch, Schweinefleisch, Geflügelfleisch, Fisch, Meeresfrüchte, Eier, Milchprodukte, Tofu
- Fette: ca. 30–40% der Energie
  - kalt gepresste Öle (z.B. Oliven-, Leinöl), Avocado, Nüsse, Lachs
- Kohlenhydrate: ca. 30–40% der Energie
  - Vollkornprodukte, Hülsenfrüchte, Naturreis
- Ballaststoffe:
  - mindestens 400 g Gemüse und bis 250 g Obst pro Tag

Makronährstoffberechung

Makronährstoff	Anteil	kcal-Anteil	Umrechnung in Gramm
Protein	30%	450 kcal	450 ÷ 4 = **112 g**
Fett	20%	300 kcal	300 ÷ 9 = **33 g**
Kohlenhydrate	50%	750 kcal	750 ÷ 4 = **188 g**

Makronährstoffberechnung

Makronährstoff	Anteil	kcal-Anteil	Umrechnung in Gramm
Protein	________	________	________
Fett	________	________	________
Kohlenhydrate	________	________	________

Beispiel bei 1500 kcal und drei Hauptmahlzeiten

Nährstoff	Tagesmenge	Geteilt durch 3	Ergebnis pro Mahlzeit
Eiweiß	112 g	÷ 3	ca. 37 g
Fett	33 g	÷ 3	ca. 11 g
Kohlenhydrate	188 g	÷ 3	ca. 63 g

Beispiel: Sie planen mit 1500 kcal/Tag

Faustregel:
- 1 g Protein = 4 kcal
- 1 g Kohlenhydrate = 4 kcal
- 1 g Fett = 9 kcal

→ **Für Sie:** Berechnen Sie Ihre persönliche Verteilung (für ________ kcal/Tag).

5. Schritt: Verteilen Sie die berechneten Makronährstoffe auf alle drei Hauptmahlzeiten

→ **Für Sie:** Meine Richtwerte für Protein, Fette und Kohlenhydrate pro Hauptmahlzeit:

Protein: ________ g | Fett: ________ g | Kohlenhydrate: ________ g

Sie können die Verteilung auch leicht anpassen – z. B. mittags etwas mehr, abends etwas weniger, je nach Tagesrhythmus und Hungerempfinden. Wenn Sie auch Zwischenmahlzeiten (z. B. einen Snack am Nachmittag) einplanen, können Sie die Nährstoffe natürlich auch auf 4 oder 5 Mahlzeiten aufteilen. In dem Fall teilen Sie Ihre Tagesmenge einfach durch die Anzahl der Mahlzeiten.

Bewegung und Sport

Ich möchte Ihnen auch hier nicht einfach eine Liste an Übungen vorsetzen. Viel entscheidender ist, dass Sie zuerst verstehen, welche Prinzipien wirklich zählen.

Um den Hormonbauch effektiv anzugehen, ist Kontinuität entscheidend. Der Anfang darf klein sein. Entscheidend ist, dass Sie dranbleiben. Jede Bewegung zählt. Denn wirklich nachhaltig ist das, was Sie auch noch in sechs oder zwölf Monaten gerne und regelmäßig tun. Beginnen Sie mit etwas, das Sie nicht entmutigt und nicht erschöpft. Sondern das sich gut anfühlt. So entsteht Schwung. Schritt für Schritt. Ihr Körper liebt Wiederholung und er wird Ihre Konsequenz belohnen.

Bewegung heißt nicht gleich Wettkampf

Fragen Sie sich: Was kann ich heute realistisch tun? Vielleicht sind es zehn Minuten Spaziergang. Oder ein paar Kniebeugen, während der Kaffee durchläuft. Auch die sogenannten »unsichtbaren Bewegungen« im Alltag sind dabei wertvoll: Alle 45 Minuten kurz aufstehen, sich strecken, ein paar Schritte gehen. Es muss kein Training sein. Aber genau diese Unterbrechungen im Sitzen beeinflussen Ihren Stoffwechsel – messbar. Auch kurze Aktivitätseinheiten können den Blutzuckerspiegel verbessern, zum Stressabbau beitragen und Entzündungswerte senken.

Brücken bauen statt Berge versetzen

Ein einminütiger Spaziergang, ein paar Kniebeugen am Morgen – »Was soll das schon bringen?« Es wirkt so unbedeutend, fast lächerlich im Vergleich zu dem, was wir eigentlich »tun sollten«. Wir setzen uns selbst gerne unter Druck, weil wir glauben, ein Training müsse anstrengend sein und mindestens eine Stunde dauern. Das ist jedoch ein Trugschluss. Der Körper reagiert auch auf kleine Impulse. Genau diese kleinen, machbaren Schritte sind es, die Brücken schlagen zwischen dem, was jetzt möglich ist, und dem, was Sie sich langfristig wünschen. Fangen Sie klein an, mit dem, was realistisch in Ihren Alltag passt, nicht mit dem, was auf Social Media als Ideal propagiert wird. Selbst eine Minute Aktivität ist mehr als null und verändert Ihre innere Haltung, Ihre Selbstwirksamkeit und nach und nach auch Ihren Körper. Wenn 30 Minuten heute zu viel sind, beginnen Sie mit drei Minuten und steigern Sie sich langsam.

Kraft, Koordination oder Ausdauer?

Alle drei Bewegungsformen haben ihre ganz eigene Wirkung. Wer den Hormonbauch ganzheitlich angehen und gezielt etwas für Figur, Stoffwechsel und Wohlbefinden tun möchte, sollte also nicht auf eine einzige Methode setzen, sondern bewusst abwechseln.

- Krafttraining schützt vor altersbedingtem Muskelabbau, stabilisiert die Knochen und verbessert die Körperzusammensetzung, indem es Muskeln aufbaut und Körperfett reduziert.
- Koordinationsübungen stärken die Verbindung zwischen Gehirn, Nerven und Muskulatur. Sie verbessern Gleichgewicht, Beweglichkeit und Körperkontrolle, was das Verletzungsrisiko senkt und Bewegungen im Alltag und im Training sicherer und schmerzfreier macht. Ein gut trainiertes Gleichgewicht senkt außerdem nachweislich das Sturzrisiko, was für die Gesundheit in der zweiten Lebenshälfte entscheidend ist.
- Ausdauertraining stärkt das Herz, verbessert den Stoffwechsel, verbrennt Körperfett, erhöht die Widerstandsfähigkeit, fördert die Entspannung und kann die Stimmung heben.

Für langfristige Beweglichkeit, Kraft und Ausgeglichenheit ist ein ausgewogenes Training mit Kraft, Koordination und Ausdauer ideal.

Veränderungen brauchen Zeit – und das ist gut so

Wenn Sie mit mehr Bewegung, gezieltem Training oder Sport beginnen, wünschen Sie sich vermutlich schnell sichtbare Ergebnisse. Das ist verständlich, aber der Körper funktioniert nicht nach dem Prinzip »schneller Input – sofortiger Output«. Bewegung ist ein Reiz und der Körper braucht Zeit, darauf zu reagieren. Muskeln wachsen nicht über Nacht, der Stoffwechsel stellt sich nicht in einer Woche um und Gelenke, Bänder, Herz und Nervensystem müssen sich langsam anpassen.

Je länger Sie dabeibleiben, desto tiefgreifender verändern sich Ihre inneren Prozesse. Bewegung sollte kein kurzfristiges Projekt sein, sondern ein fester Bestandteil Ihres Lebens, so wie Zähneputzen. Es ist etwas, das Sie nicht »für den Sommer« tun, sondern Ihr ganzes Leben lang. Wenn Sie Bewegung mit dieser inneren Haltung beginnen, wird sie sich ganz anders anfühlen.

Wie oft und wie viel sollten Frauen trainieren?

Bisher ging man davon aus, dass Frauen und Männer unabhängig vom Alter das gleiche Pensum an körperlicher Aktivität benötigen, um den gleichen Nutzen zu erzielen. Eine umfassende US-amerikanische Studie mit über 412000 Erwachsenen hat jedoch ergeben, dass Frauen im Vergleich zu Männern größere gesundheitliche Vorteile aus körperlicher Aktivität ziehen, sowohl in Bezug auf die allgemeine Sterblichkeit als auch auf Herz-Kreislauf-Erkrankungen.[109]

Weniger ist mehr – für Frauen Während Männer etwa 300 Minuten pro Woche moderat bis intensiv trainieren müssen, um eine signifikante Reduktion des Sterberisikos zu erreichen, erzielen Frauen ähnliche Vorteile bereits mit 140 Minuten pro Woche. Bei einer Steigerung auf 300 Minuten pro Woche sank das Sterberisiko bei Frauen um 24 %, bei Männern um 18 %.

Krafttraining: Weniger Aufwand, mehr Wirkung Auch beim Krafttraining zeigt sich dieser Unterschied: Frauen, die einmal pro Woche Krafttraining absolvieren, senken ihr Sterberisiko um 19 %, während Männer dafür drei Einheiten pro Woche benötigen, um eine Reduktion von 11 % zu erreichen.

Exercise Snacking für Longevity – kurze Aktivitätseinheiten

Neue Forschungsergebnisse zeigen, dass auch kurze, über den Tag verteilte Bewegungseinheiten erhebliche gesundheitliche Vorteile bringen können. Eine aktuelle Studie aus dem European Journal of Preventive Cardiology (2024) hat unter-

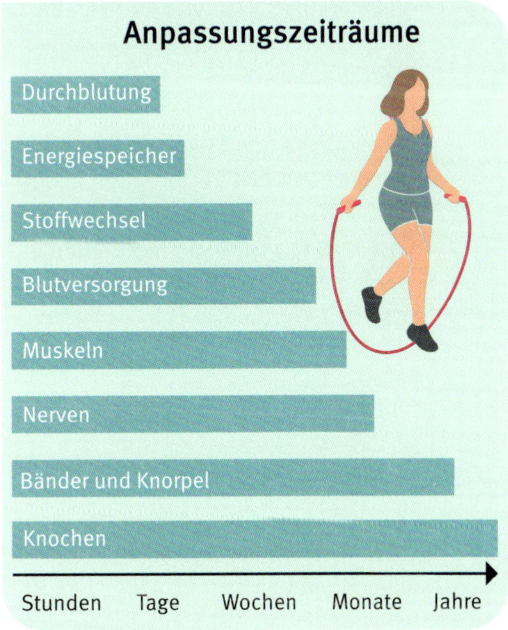

sucht, wie sich die Verteilung, Intensität und Dauer körperlicher Aktivität auf die Sterblichkeit auswirken. Dabei zeigte sich: Nicht nur wie viel Bewegung Sie machen ist entscheidend – sondern auch, wie intensiv und gleichmäßig sie über den Tag verteilt ist.[110]

Besonders interessant: Selbst bei gleicher Gesamtbewegungsdauer zeigte sich, dass Menschen, die ihre Aktivität in mehreren kurzen Einheiten (z.B. 10 × 30 Sekunden) statt in einer längeren (z.B. 1 × 5 Minuten) durchführten, ein geringeres Sterberisiko hatten. Entscheidend war also die Verteilung – die sogenannte Physical Activity fragmentation (körperliche Aktivität in kleinen, fragmentierten Portionen). Darüber hinaus belegte die Studie:

- Mehr Volumen + höhere Intensität + gleichmäßigere Verteilung = signifikant niedrigeres Risiko für Gesamt- und Herz-Kreislauf-Mortalität
- Besonders wirkungsvoll war es, wenn sich die Menschen nicht immer gleich, sondern mal leichter und mal intensiver bewegten. Auch ein insgesamt etwas höheres Bewegungstempo war mit einer besseren Lebenserwartung verbunden.

Fett verbrennen mit dem richtigen Puls

Wenn Sie gezielt Körperfett verbrennen und Ihre Ausdauer verbessern möchten, kommt es vor allem auf eins an: die richtige Trainingsintensität. Ob Sie ausreichend intensiv trainieren, erkennen Sie am besten an Ihrem Puls – also Ihrer Herzfrequenz.

So berechnen Sie Ihren optimalen Trainingspuls:

1. Schritt: Maximalen Puls (HFmax) bestimmen

Der Maximalpuls ist der höchste Pulswert, den Ihr Herz bei körperlicher Belastung erreichen kann.

- Ab 18 bis 60 Jahre: 220 minus Lebensalter

Beispiel: 220 – 50 = 170 Schläge pro Minute (bpm)

- Ab 60 Jahren: (220 – Alter) × 0,87

Beispiel: (220 – 65) × 0,87 = ca. 135 bpm

2. Schritt: Zielbereich für Fettverbrennung berechnen

Für eine wirksame Fettverbrennung ist moderates Ausdauertraining ideal – also bei etwa 50 bis 70 % Ihres Maximalpulses.

- Untergrenze: HFmax × 0,50
- Obergrenze: HFmax × 0,70

Beispiel bei HFmax 170: 85–119 bpm

→ **Für Sie:** Berechnen Sie zuerst Ihren Maximalpuls (HFmax):

Wenn Sie unter 60 sind: 220 – Alter = ________ bpm

Wenn Sie 60 oder älter sind: (220 – Alter) × 0,87 = ________ bpm

Mein berechneter HFmax: ________ bpm

→ **Für Sie:** Nun berechnen Sie Ihr Zielbereich für optimale Fettverbrennung (50–70 % von HFmax):

- Untergrenze: HFmax × 0,50 = ________ bpm
- Obergrenze: HFmax × 0,70 = ________ bpm

Das ist mein persönlicher Trainingsbereich für moderates Ausdauertraining:

Zwischen ______ und ________ Schlägen pro Minute

3. Schritt: Kontrolle beim Training

- Verwenden Sie eine Smartwatch oder einen Pulsmesser.
- Oder machen Sie den Gesprächstest: Wenn Sie sich noch unterhalten können, ohne nach Luft zu schnappen, sind Sie im richtigen Bereich.

Warum Sie viel trainieren und dennoch keine Fortschritte sehen

Ein häufiger Grund, warum sich trotz regelmäßigem Training wenig verändert:

Ihre Trainingsstrategie – je nach Ziel

Sie möchten vor allem Körperfett und Gewicht reduzieren?

- Ausdauertraining: 2–3x pro Woche, je 30–45 Minuten

(z. B. schnelles Gehen, Radfahren, Nordic Walking)

- Krafttraining: 1–2x pro Woche

(z. B. mit dem eigenen Körpergewicht oder kleinen Gewichten)

Tipp:

Bewegung in den Alltag einbauen (Treppen statt Aufzug, Spaziergänge, kurze Aktivpausen). Das zählt mit – und summiert sich.

Sie möchten den Körper straffen und Ihre Muskelqualität verbessern?

- Krafttraining: 2–3x pro Woche

(z. B. mit Theraband, Hanteln oder Geräten – wichtig ist der Widerstand)

- Ausdauertraining: 1x pro Woche, optional als aktive Regeneration

(z. B. Walken, Tanzen, Schwimmen)

Wichtig:

Wiederholen Sie nicht jede Woche exakt dasselbe Programm. Der Körper passt sich schnell an. Ändern Sie regelmäßig Übungen, Intensität oder Reihenfolge – damit Muskeln und Stoffwechsel stets neue Reize bekommen.

Die Intensität ist oft zu niedrig oder viel zu hoch. Wenn Sie beim Ausdauertraining unter oder über Ihrem optimalen Pulsbereich bleiben oder beim Krafttraining zu leichte oder zu schwere Gewichte verwenden, setzt der Körper keine gewünschte Anpassungsreize. Dann bleibt der angestrebte Effekt – Fettabbau, Muskelaufbau oder Straffung – oft aus. Wenn Sie also mit wenig Aufwand Maximum an Effekt erreichen wollen, dann achten Sie auf zwei Dinge:

- Beim Ausdauertraining: Bleiben Sie im moderaten Herzfrequenzbereich (etwa 50–70 % Ihres Maximalpulses).
- Beim Krafttraining: Wählen Sie ein Gewicht, bei dem Sie die letzten Wiederholungen deutlich spüren – aber noch sauber ausführen können. Als Orientierung gilt: Ihr Trainingsgewicht sollte etwa 60–80 % Ihres sogenannten 1RM (One Repetition Maximum) betragen – also des Gewichts, mit dem Sie eine einzige Wiederholung gerade noch schaffen würden.

Wenn Sie beides beherzigen, werden Sie schneller Fortschritte sehen und spüren – mehr Energie, mehr Muskeln, weniger Bauchfett. Und das motiviert, dranzubleiben.

Der EPOC-Effekt gegen den Hormonbauch

Was ist der EPOC-Effekt? Nach dem Training läuft Ihr Körper weiter auf Hochtouren – selbst im Ruhezustand. Dieser Effekt nennt sich EPOC (Excess Post-Exercise Oxygen Consumption), also »erhöhter Sauerstoffverbrauch nach dem Training«. Er sorgt dafür, dass der Körper auch Stunden nach der Belastung noch weiter Kalorien verbrennt – unter anderem in Form von Körperfett. Besonders stark ist der EPOC-Effekt bei kurzen, intensiven Trainingsformen, z. B. Intervalltraining oder kurze Krafteinheiten mit hoher Belastung. Dabei muss das Training nicht lang sein – schon 15–20 Minuten können ausreichen, um den Stoffwechsel spürbar zu aktivieren.

Bewegung im Alltag – Ihr unterschätzter Fettverbrennungsbooster

Was häufig unterschätzt wird, ist, dass Ihr Körper Kalorien nicht nur beim Training verbrennt. Auch jede Alltagsbewegung zählt – und zwar erstaunlich stark. Dieser Anteil am Kalorienumsatz wird als »Thermischer Effekt der Aktivität« (TEA) bezeichnet. Er umfasst alles, was Sie mit Ihrem Körper tun – vom einfachen Sitzen bis zur Hausarbeit.

Studien zeigen:

- Schon aufrechtes Sitzen ohne Lehne erhöht den Kalorienverbrauch um etwa 3–5 %.
- Stehen statt Sitzen verbrennt noch mehr Energie – besonders bei längeren Zeiträumen.
- Körperliche Aktivität (inklusive Alltagstätigkeiten) kann 20–40 % des gesamten Energieverbrauchs ausmachen.

- Schleichender Bewegungsmangel im Alltag kann langfristig zu einem niedrigeren Energieverbrauch führen – und so unbemerkt zur Gewichtszunahme beitragen.

Tipp: Schon kleine, regelmäßige Bewegungsimpulse im Alltag – mehr stehen, öfter gehen, bewusst aktiv sein – summieren sich.

Was zählt: Bewegung, die zu Ihnen passt

Auch wenn Studien genaue Vorgaben angeben: Entscheidend ist, welche Form der Bewegung für Sie funktioniert. Welche Sie mögen. Welche in Ihren Alltag passt. Und welche langfristig hilft, hormonbedingte Symptome und den Hormonbauch positiv zu beeinflussen.

Was fällt unter Krafttraining?

Krafttraining muss nicht zwingend im Fitnessstudio stattfinden. Es umfasst viele Methoden.

Zum Beispiel:

- Übungen mit dem eigenen Körpergewicht (z. B. Kniebeugen, Liegestütz an der Wand)
- Training mit Trainingsbändern oder kleinen Gewichten
- Hanteltraining
- funktionelles Training mit Alltagsbewegungen

Diese Trainingsformen sind leicht zugänglich und individuell anpassbar – ideal also, um ohne Druck zu starten und langfristig Muskeln aufzubauen.

Warum reicht Ausdauertraining für Frauen ab 50 allein nicht?

Kardiotraining ist wertvoll für Herz, Kreislauf und Grundfitness. Aber: Wenn Sie gezielt Muskulatur aufbauen möchten, reicht es allein nicht aus. Nur durch Krafttraining werden Ihre Muskeln wirklich gefordert und wachsen – was wiederum Ihren Grundumsatz erhöht und hilft, Körperfett auch in Ruhe zu reduzieren.

Warum Muskeltraining das cleverste Anti-Aging ist

Muskeln wirken wie ein eigenständiges Hormonorgan, die bei jeder Bewegung wertvolle Botenstoffe ausschüttet – sogenannte Myokine. Diese Proteine werden direkt in den Muskelzellen gebildet und wirken im ganzen Körper. Sie helfen, Entzündungen zu senken, das Immunsystem zu regulieren und Organe wie Leber, Herz, Gehirn oder Fettgewebe positiv zu beeinflussen.

Ein besonders spannendes Myokin ist Interleukin-6 (IL-6). Viele kennen IL-6 vor allem als Entzündungsmarker – z. B. bei Infekten oder chronischen Erkrankungen. Doch: Wird IL-6 durch Muskelarbeit ausgeschüttet, wirkt es ganz anders. In diesem Fall wirkt es entzündungshemmend und hilft dem Körper sogar, andere entzündungsfördernde Stoffe zu regulieren.[111, 112]

So erklärt sich auch, warum Bewegung eine so starke Schutzwirkung gegen chronische Entzündungen entfalten kann – besonders wichtig für Frauen ab 50, wenn still ablaufende Entzündungsprozesse zunehmen und unter anderem zur Entstehung von Bauchfett, Insulinresistenz oder Müdigkeit beitragen können. Forscher entdecken laufend neue Myokine – und damit neue Wege, wie Muskeltraining bei chronischen Erkrankungen wie Typ-2-Diabetes, Krebs, Demenz oder Depression helfen kann. Künftig könnten diese Muskelbotenstoffe sogar als Messgröße für Gesundheit dienen – oder helfen, gezielte Trainingsprogramme für bestimmte Krankheitsbilder zu entwickeln und um Alterungsprozesse zu verlangsamen.

Ernährung rund ums Training

Die richtige Ernährung vor und nach dem Training unterstützt nicht nur Ihre Leistung, sondern auch die gewünschte Wirkung des Trainings – sei es Fettverbrennung, Muskelaufbau oder Regeneration. Wichtig ist dabei nicht nur, was, sondern vor allem wann Sie essen.

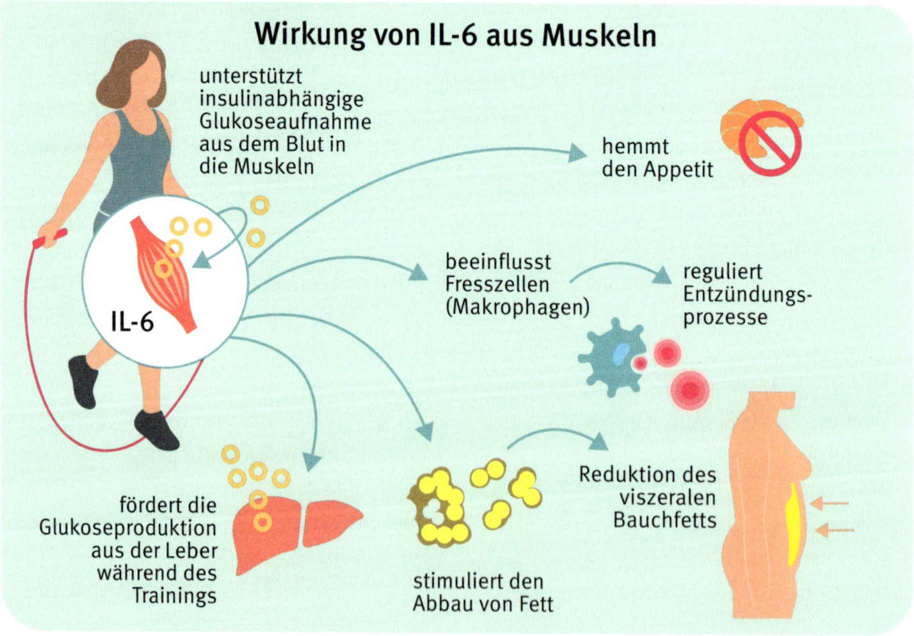

Vor dem Training – Energie richtig timen

Ideal: Eine kleine, leicht verdauliche Mahlzeit etwa 45–60 Minuten vor dem Training. Sie liefert Energie, stabilisiert den Blutzucker und schützt vor Heißhunger im Anschluss.

Gut geeignet sind:

- ein Stück Obst mit ein wenig Nussmus
- Quark mit Beeren
- ein Joghurt mit Leinsamen

Achtung bei nüchternem Training: Aktuell zeigen Studien gemischte Ergebnisse zum »Fasted Training«. Zwar kann Training auf nüchternen Magen die Fettverbrennung kurzfristig ankurbeln – doch bei Frauen ist dieser Effekt abgeschwächt. Zudem zeigen sich für Frauen mögliche Risiken:

- Es kann zu Blutzuckerschwankungen, Heißhungerattacken und Stressreaktionen führen, vor allem bei zu wenig Schlaf oder erhöhtem Kortisol.
- Auch der Muskelabbau kann gefördert werden, wenn keine Aminosäuren verfügbar sind.

Meine Empfehlung: Trainieren Sie nur dann nüchtern, wenn Sie sich dabei wirklich wohlfühlen – und nicht unter Erschöpfung oder bei hoher Belastung.

Nach dem Training – Fenster für Regeneration nutzen

Nach dem Training ist der Körper besonders aufnahmebereit. Studien zeigen, dass eine Mahlzeit innerhalb von 30–60 Minuten danach die Muskelregeneration und Glykogenspeicherung unterstützt – besonders wenn Protein und komplexe Kohlenhydrate kombiniert werden.

Gut geeignet:

- eine Gemüsepfanne mit Quinoa, Linsen oder Lachs
- Hüttenkäse mit Beeren und Nüssen

»Kann ich mit Sport am Bauch abnehmen?«

So gerne wir es hätten: Leider funktioniert gezielter Fettabbau nur am Bauch durch Bauchübungen nicht. Übungen wie Sit-ups stärken zwar die Muskulatur, aber sie lassen das Bauchfett nicht gezielt verschwinden. Dieser Irrglaube wird in der Wissenschaft als Spot-Reduction-Mythos bezeichnet – und wurde durch viele Studien klar widerlegt. Der Körper entscheidet selbst, an welchen Stellen er Fettreserven zuerst abbaut. Das bedeutet: Wer regelmäßig Bauchübungen macht, baut dort zwar Muskeln auf. Doch das Bauchfett schmilzt nur dann, wenn der gesamte Körper in den Fettverbrennungsmodus kommt.

Welche Bewegung wirklich gegen Hormonbauch bei Frauen ab 50 hilft

Zwar lässt sich Fett nicht lokal verbrennen, aber Bauchfett ist trotzdem gut ansprechbar – vor allem durch die richtige Art von Bewegung.

Besonders wirksam sind:

- Kombination aus Kraft- und Ausdauertraining: Das regt den Stoffwechsel an, senkt den Insulinspiegel und hilft, viszerales Bauchfett deutlich zu reduzieren.[113]
- Training mit moderater bis höherer Intensität: Studien zeigen, dass Intervalltraining (HIIT) besonders effektiv gegen Bauchfett wirkt.[114, 115]
- Regelmäßigkeit vor Perfektion: Bereits 2–3 regelmäßige Trainingseinheiten pro Woche zeigen messbare Effekte.[116]

Wichtig ist also nicht, was Sie am Bauch trainieren – sondern wie aktiv, regelmäßig und ganzheitlich Sie sich bewegen.

Tiefenmuskulatur und Beckenboden

Vielleicht kennen Sie das: Sie achten bereits auf Ihre Ernährung, bewegen sich regelmäßig – und trotzdem sieht der Bauch wie schwanger aus. Das ist wirklich frustrierend. Vor allem, wenn Sie das Gefühl haben: »Ich tue doch schon so viel – warum ändert sich nichts?« Was viele nicht wissen: Der Beckenboden und die tief liegende Rumpfmuskulatur – vor allem der Transversus abdominis, unser innerstes Muskelkorsett – spielen eine wichtige Rolle.

Der Beckenboden beeinflusst Ihre Bauchmuskulatur

Der Beckenboden liegt ganz unten im Körperinneren – eine Art Muskelplatte, die wie eine Hängematte zwischen Schambein und Steißbein gespannt ist. Er hält die Organe im Bauchraum und hilft dabei, den inneren Druck zu regulieren. Wenn diese Muskeln zu schwach sind, fehlt die innere Stabilität. Dann kann es passieren, dass sich der Bauch sichtbar nach außen wölbt – selbst wenn Ihre Bauchmuskeln eigentlich gut trainiert sind. Das heißt: Wenn Sie sich einen flacheren Bauch wünschen, ist ein starker Beckenboden kein »Nice-to-have« – sondern absolut notwendig.

Die gute Nachricht: Beckenbodentraining wirkt. Studien zeigen, dass bei regelmäßigem Training die Spannung und Haltung in der Körpermitte verbessern kann, was optisch zu einem flacheren Bauch führt – vorausgesetzt, die Übungen werden korrekt gemacht. Die größte Hürde? Viele wissen gar nicht genau, wo diese Muskeln eigentlich liegen – geschweige denn, wie sie sich bewusst ansteuern lassen. Aber keine Sorge: Genau da steigen wir jetzt ein.

Finden Sie Ihren Beckenboden – mit drei einfachen Methoden

Bevor Sie mit dem Training beginnen, geht's erst mal ums Spüren. Denn: Nur was Sie wahrnehmen, können Sie auch gezielt trainieren.

Methode 1: Beim Wasserlassen den Harnstrahl anhalten

Wenn Sie beim Wasserlassen versuchen, den Strahl kurz zu stoppen, aktivieren Sie genau die Muskeln, um die es geht. Bitte aber nur einmal zum Test machen, nicht regelmäßig – das kann sonst auf Dauer schaden. Merken Sie sich dieses Gefühl – das ist Ihr innerer »Trainingsknopf«.

Methode 2: Tasten im Liegen

Legen Sie sich auf den Rücken, ganz entspannt. Führen Sie dann einen sauberen Zeigefinger etwa drei bis vier Zentimeter in die Vagina ein. Die andere Hand legen Sie auf den Unterbauch, oberhalb des Schambeins.

Jetzt versuchen Sie, den Finger mit sanfter Kraft »einzuhüllen« – ohne Bauch oder Beine anzuspannen. Spüren Sie eine Bewegung? Dann wieder loslassen. Auch das bewusste Entspannen gehört zum Training.

Methode 3: Kontrollblick mit dem Spiegel

Etwas ungewohnt, aber sehr hilfreich: Nehmen Sie einen kleinen Spiegel und beobachten Sie, was passiert, wenn Sie die Beckenbodenmuskulatur anspannen.

Wenn Sie richtig arbeiten, sehen Sie:

- Die Dammregion hebt sich leicht.
- Der Anus zieht sich zusammen.
- Der Vaginaleingang wird schmaler.

Das ist Ihre optische Rückmeldung – quasi Ihr »Live-Beweis«, dass Sie auf dem richtigen Weg sind.

Der optimale Trainingsplan ab 50

Beginnen Sie mit einer Bewegungsform, die Ihnen vertraut ist – sei es Spazierengehen, leichtes Radfahren oder eine Runde auf dem Crosstrainer.

Je einfacher der Einstieg, desto höher die Wahrscheinlichkeit, dass Sie dabeibleiben. Und genau das zählt: kleine, regelmäßige Schritte. Denn sie bringen auf lange Sicht mehr als kurzfristige Aktionen, die Sie nach zwei Wochen wieder aufgeben. Wenn Sie bereits regelmäßig aktiv sind, lohnt es sich, Ihre Körpermitte gezielt zu stärken – mit einem sanften, aber effektiven Rumpftraining (Seite 117). Denn ein starker Core, so nennen wir die tiefen Haltemuskeln rund um Wirbelsäule, Becken und Bauch, bildet das Fundament für eine gute Haltung, beugt Verletzungen vor und unterstützt den gesamten Körper. Je stabiler Ihre Körpermitte, desto effektiver können Sie trainieren und langfristig Ihre Gesundheit fördern.

Eine starke Körpermitte ist wichtig

Je stärker Ihre Körpermitte, desto besser funktioniert Ihr ganzer Bewegungsapparat. Sie stehen aufrechter, bewegen sich sicherer und beugen typischen Beschwerden wie Rückenschmerzen oder Gelenkproblemen gezielt vor. Auch Alltagsbewegungen – vom Tragen der Einkaufstasche bis zur Gartenarbeit – werden leichter.

Und wenn Sie später intensivere Übungen wie Kniebeugen oder Liegestütze an der Wand ausprobieren möchten, sorgt ein stabiler Rumpf dafür, dass Sie sicher und verletzungsfrei trainieren.

Die besten Rumpfübungen für Frauen ab 50

Für den Anfang genügen wenige, gezielte Übungen – am besten solche, die Ihre Stabilität und Tiefenspannung fördern. Besonders wirkungsvoll sind Übungen, die nicht nur Ihre geraden und schrägen Bauchmuskeln, sondern auch Ihre Gesäßmuskeln, den Beckenboden und das Zwerchfell mit einbeziehen.

Ein Beispiel: Übungen wie »Becken heben« (Seite 118), »Toter Käfer« (Seite 120) oder das bewusste Aktivieren der tiefen Bauchmuskulatur (Core-Kontrolle) stärken das Zusammenspiel der Muskeln rund um Ihre Wirbelsäule – ganz ohne Geräte. Diese Basis gibt Ihnen ein schönes Körpergefühl.

Fortschritt überprüfen und reflektieren

Wenn Sie sich mit moderater Bewegung wohlfühlen, können Sie nach und nach die Intensität steigern. Dabei hilft es, regelmäßig innezuhalten und auf Ihren Körper zu hören.

Reflexionshilfe:

- Wie habe ich mich nach dem Training gefühlt?
- Wie haben meine Gelenke oder Muskeln auf das Training reagiert?
- Habe ich mich am nächsten Tag ausreichend regeneriert?

Auf den Seiten 118–125 finden Sie ausgewählte Übungen für Ihren Rumpf. Ergänzend dazu können Sie über den folgenden QR-Code die dazugehörigen Übungsvideos abrufen.

Website: extras.thieme.de/trias.htm

Wenn Sie regelmäßig innehalten und Ihren Fortschritt reflektieren, schützen Sie sich nicht nur vor Überlastung und Verletzungen – Sie gestalten Ihr Training auch deutlich effektiver. Denn Ihr Körper zeigt Ihnen oft sehr genau, wann etwas guttut, wann eine Pause sinnvoll ist oder wann Sie bereit sind, mehr zu fordern. Diese Signale nehmen Sie nur wahr, wenn Sie sich bewusst Zeit dafür nehmen. Je besser Sie sich beobachten, desto gezielter können Sie die Belastung anpassen. So entsteht ein Trainingsprozess, der sich an Ihrem tatsächlichen Zustand orientiert – nicht an starren Vorgaben. Sie trainieren dann nicht, um etwas »abgehakt« zu haben, sondern so, dass Ihr Körper davon profitiert. Und das stärkt nicht nur Ihren Körper, sondern auch Ihr Vertrauen in den Prozess.

Becken kippen mit Ausatmung

» Ihre Basisübung für die Körpermitte – diese Übung ist der sanfte Einstieg in Ihr Rumpftraining. Sie hilft Ihnen, Ihren Beckenboden, Ihre tiefen Bauchmuskeln und Ihre Körperwahrnehmung wieder zu aktivieren, ohne sich zu überfordern.

Ausgangsstellung: Legen Sie sich auf den Rücken. Die Füße stehen hüftbreit auseinander. Ihre Arme liegen locker neben dem Körper. Die natürliche Kurve im unteren Rücken sollte leicht vom Boden abgehoben sein ❶.

Ausführung: Atmen Sie ruhig durch die Nase ein. Beim Ausatmen kippen Sie Ihr Becken ganz leicht nach hinten – so, als wollten Sie Ihren unteren Rücken sanft in den Boden drücken. Stellen Sie sich vor, Sie ziehen einen Reißverschluss vom Schambein in Richtung Bauchnabel zu.

Endposition: Halten Sie die Spannung am Ende der Ausatmung für 2–3 Sekunden. Spüren Sie, wie Ihre Körpermitte aktiviert wird ❷.

Wiederholungen: Machen Sie 8–10 Wiederholungen in Ihrem Atemrhythmus.

Wirkung: Diese Übung fördert eine bessere Haltung und reduziert das Risiko für Rückenschmerzen.

Becken heben

» Für einen kraftvollen Rücken und ein stabiles Becken – diese Übung kräftigt Ihr Gesäß, den unteren Rücken und aktiviert gleichzeitig den Beckenboden.

Ausgangsstellung: Legen Sie sich auf den Rücken, die Knie sind angewinkelt, die Füße hüftbreit. Die Arme liegen entspannt neben dem Körper. Ihre Wirbelsäule ist in einer natürlichen Kurve – kein Hohlkreuz ❶.

Ausführung: Atmen Sie ein. Mit der Ausatmung spannen Sie bewusst Ihren Beckenboden und die Gesäßmuskulatur an – und heben dann langsam das Becken an. Nur so weit, bis Oberschenkel und Oberkörper in einer Linie sind.

Endposition: Halten Sie die Position für 3–5 Sekunden. Achten Sie darauf, dass Ihre Knie nicht nach außen kippen – Ihr Blick bleibt zur Decke gerichtet, der Nacken entspannt ❸.

Wiederholungen: Machen Sie 6–10 Wiederholungen, jeweils mit einem bewussten Atemzug pro Bewegung.

Wirkung: Diese Übung stärkt die oft vernachlässigte Gesäßmuskulatur, entlastet den unteren Rücken und unterstützt Ihre Beckenbodenfunktion.

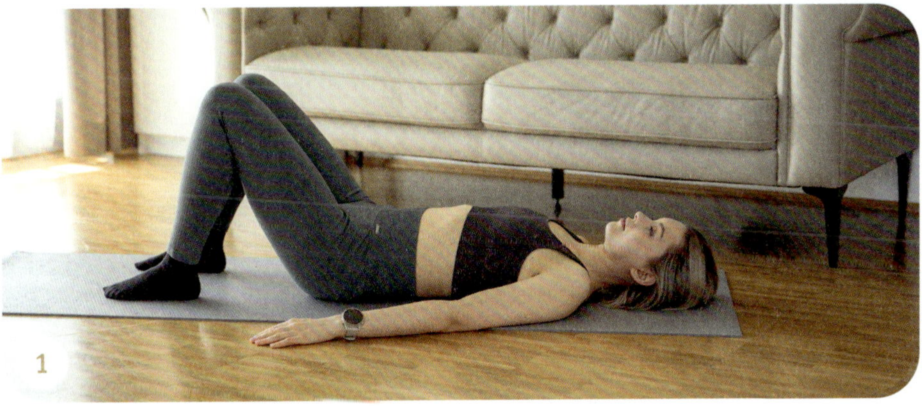

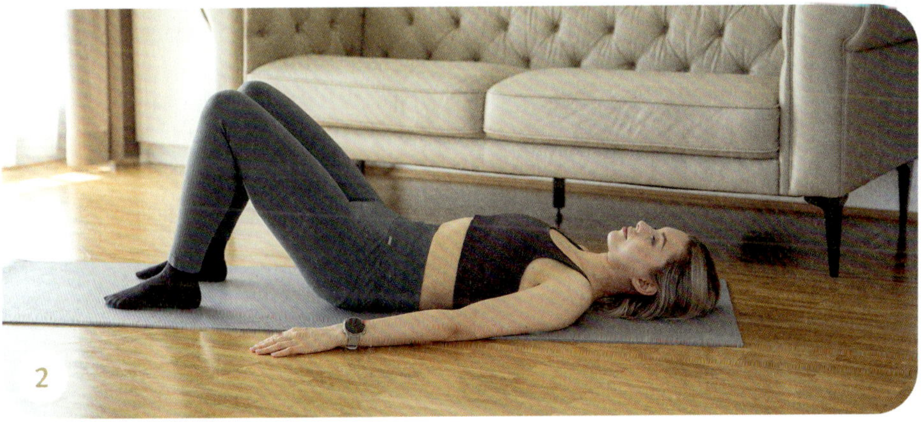

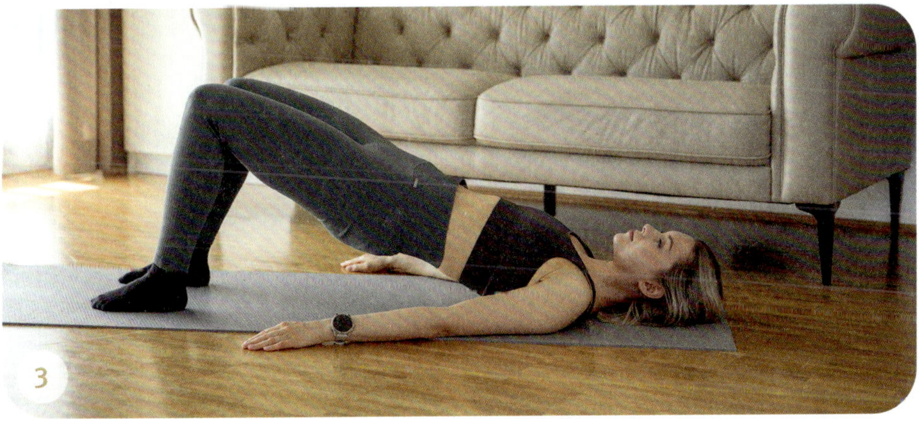

Toter Käfer

» Für mehr Körperspannung im Alltag – diese Übung verbindet Bauchspannung, Koordination und bewusste Atmung.

Ausgangsstellung: Legen Sie sich auf den Rücken. Die Beine sind angewinkelt und in der Luft, als würden Ihre Unterschenkel auf einem Hocker liegen. Die Arme strecken Sie senkrecht nach oben, die Handflächen zeigen zueinander. Ihr unterer Rücken liegt sanft auf der Unterlage. ❶

Ausführung: Atmen Sie ein. Beim Ausatmen spannen Sie Ihren Bauch sanft an – ohne zu pressen. Nun strecken Sie langsam den rechten Arm und das linke Bein gleichzeitig nach außen, möglichst nah über dem Boden, ohne den Rücken abzuheben. Dann zurück zur Mitte – und Seitenwechsel. ❷

Endposition: Nach jeder diagonalen Bewegung kehren Sie in die Ausgangsposition zurück. Der untere Rücken bleibt stets stabil auf dem Boden – das ist Ihr Kontrollpunkt.

Wiederholungen: Machen Sie 5–8 Wiederholungen pro Seite, in ruhigem Wechsel, gerne im Atemrhythmus.

Wirkung: Diese Übung verbessert Ihre Koordination und stärkt besonders die tiefen Bauchmuskeln, die für eine stabile Rumpfkontrolle verantwortlich sind – dies ist besonders wichtig für Ihren Alltag und als Verletzungsprophylaxe.

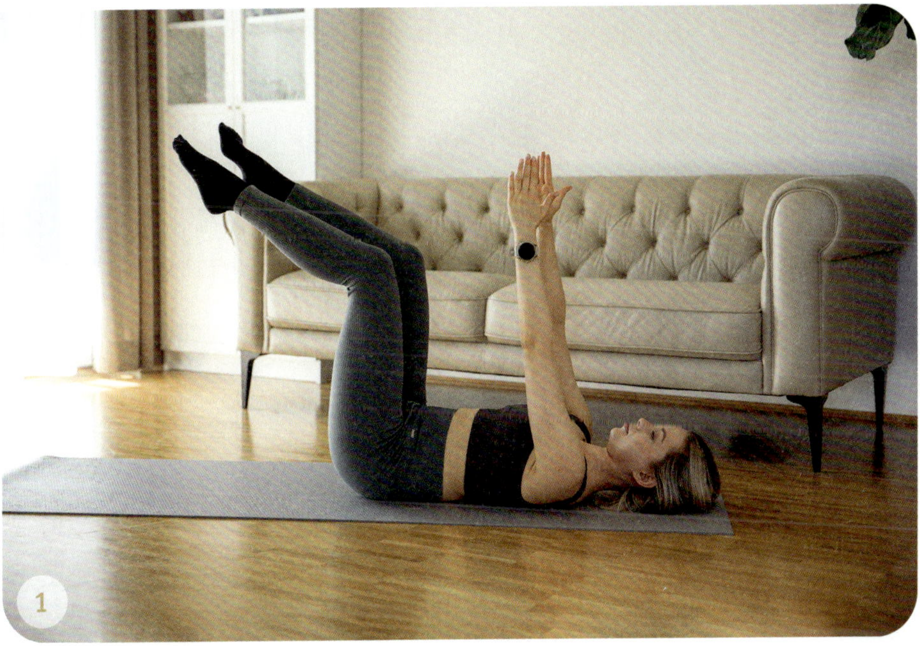
1

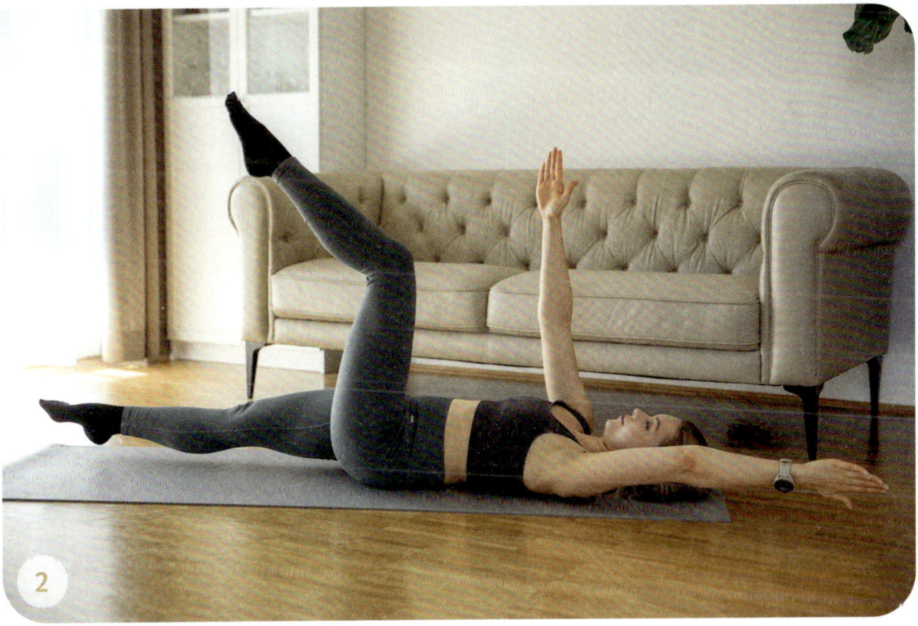
2

Diagonales Strecken im Vierfüßler

» Gleichgewicht aus der Körpermitte – diese Übung macht eine stabile Mitte und fördert Ihre Koordination.

Ausgangsstellung: Gehen Sie in den Vierfüßlerstand: Hände unter den Schultern, Knie unter den Hüften, Zehen aufgestellt oder abgelegt. Ihr Rücken ist lang, Ihr Blick geht zum Boden. Spüren Sie: Ihr Bauch ist aktiv – kein Hohlkreuz, kein Buckel. ❶

Ausführung: Spannen Sie Ihren Bauch sanft an. Nun strecken Sie langsam den rechten Arm nach vorne und gleichzeitig das linke Bein nach hinten – bis beide in einer Linie mit dem Rumpf sind. Halten Sie die Position für 3–5 Sekunden. Dann führen Sie Arm und Bein kontrolliert zurück – und wechseln die Seite. ❷

Endposition: In der gestreckten Position sollte Ihr Becken ruhig bleiben. Vermeiden Sie das »Aufdrehen« zur Seite. Die Bewegung ist langsam und kontrolliert.

Wiederholungen: Machen Sie 5–8 Wiederholungen pro Seite, mit kleinen Pausen dazwischen.

Wirkung: Diese Übung trainiert die tiefen Haltemuskeln entlang der Wirbelsäule. Sie verbessern Ihr Gleichgewicht, Ihre Rumpfkraft und Ihre Körperwahrnehmung – und das ganz ohne Geräte.

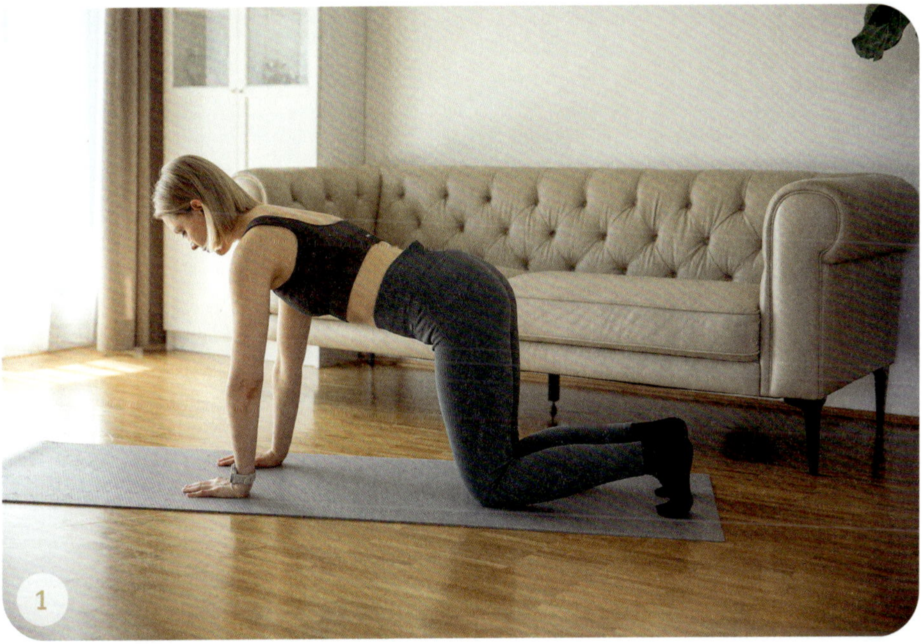
1

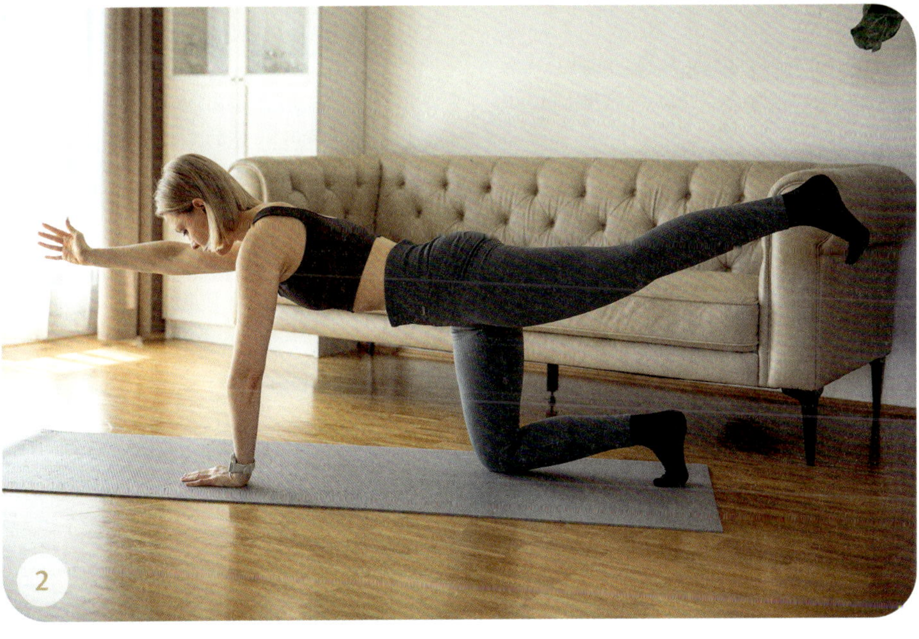
2

Unterarmstütz – Plank

» Power-Tool für Ihre Mitte – Sie kräftigen gleich mehrere Muskelgruppen gleichzeitig – sanft, aber intensiv. Gerade für Frauen in der Lebensmitte sind sie ideal, um Stabilität, Haltung und Körperspannung zurückzugewinnen. ❶

Ausgangsstellung – klassischer Plank: Legen Sie sich auf den Bauch. Dann stützen Sie sich auf die Unterarme (Ellbogen unter den Schultern) und stellen Ihre Zehen auf. Heben Sie den Körper an – bis Sie von Kopf bis Ferse eine gerade Linie bilden. Ihr Blick geht zum Boden, der Nacken bleibt lang.

Ausführung: Spannen Sie Bauch, Gesäß und Beine leicht an. Halten Sie die Position mit ruhiger Atmung – nicht die Luft anhalten! Ihr Becken bleibt weder zu tief noch zu hoch – stellen Sie sich vor, Ihr Körper ist ein starkes Brett.

Wiederholungen: Beginnen Sie mit 10–15 Sekunden, steigern Sie langsam auf 30–60 Sekunden. Lieber 2–3 kurze Durchgänge mit guter Spannung als ein zu langer »Wackel-Plank«.

Plank-Variante für Fortgeschrittene

» Side-Plank – Wenn Ihnen die klassische Plank Variante leichtfällt und Sie sich gerne steigern möchten, dann können Sie zu dieser Plank-Variante für Fortgeschrittene übergehen. ❷

Ausgangsstellung: Gehen Sie in die Seitenlage. Der untere Ellbogen stützt unter der Schulter, die Beine sind entweder gestreckt oder das untere Knie gebeugt. Heben Sie das Becken an, bis Ihr Körper eine Linie bildet – halten, atmen, lächeln. Seite wechseln.

Wiederholungen: Beginnen Sie auch hier mit 10–15 Sekunden, steigern Sie langsam auf 30–60 Sekunden. Fällt es schwer, ruhig zu atmen? Dann zuerst mit gestützten Knien starten – und sich von Woche zu Woche steigern.

Wirkung: Diese Übungen aktivieren die gesamte Rumpfmuskulatur – Bauch, Rücken, Gesäß, Beckenboden. Sie verbessern Ihre Haltungsfähigkeit und machen Sie im Alltag belastbarer.

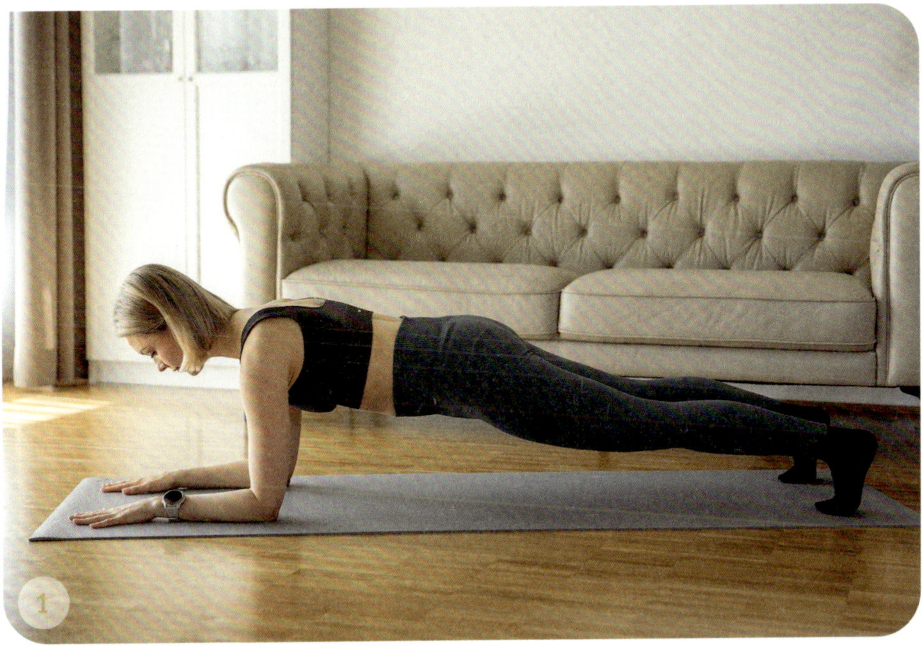
1

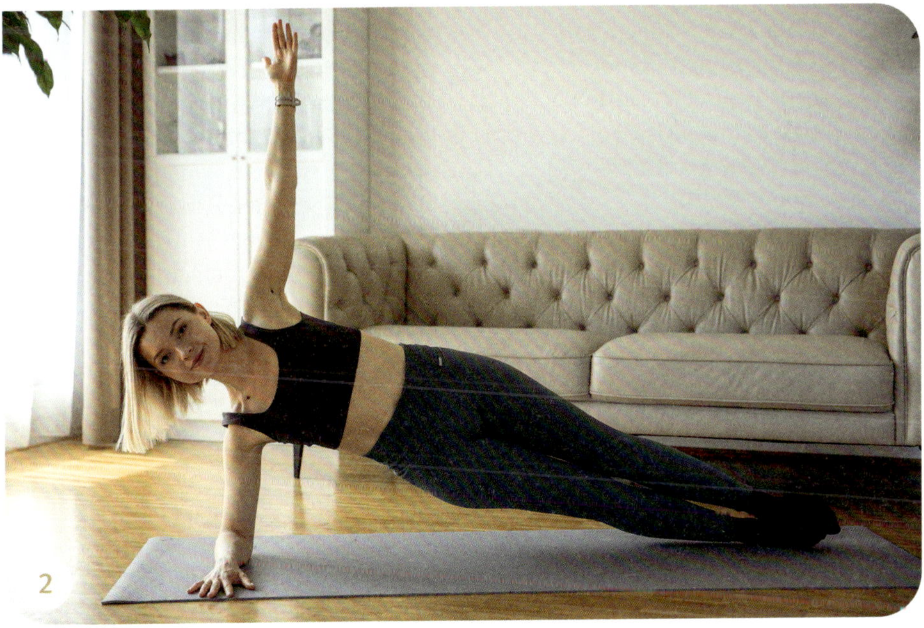
2

Stress – wenn alles zu viel wird

Oft fühlen Sie sich gestresst. Sie bewegen sich in einem Hamsterrad, getrieben vom eigenen Perfektionismus und Anforderungen von außen. Das können Sie ändern!

Kennen Sie das auch? Wir reagieren heftig auf Kleinigkeiten, fühlen uns am Ende des Tages ausgebrannt wie eine ausgepresste Zitrone – und trotzdem kreisen abends im Bett die Gedanken endlos weiter. All das sind typische Folgen von chronischem Stress. Das Schwierige daran: Wir spüren die Wirkung – aber wissen oft nicht, woher sie kommt. Was hat uns heute so belastet? Und warum hat uns genau das so aus dem Gleichgewicht gebracht?

Ein Stress-Tagebuch (Seite 127) hilft dabei, Auslöser sichtbar zu machen, eigene Reaktionen besser zu verstehen – und die Bedeutung eines Ereignisses realistischer einzuordnen. Mit der Zeit entsteht so ein neuer, gesünderer Umgang mit innerem Druck.

Mind-Body-Medizin

Mind-Body-Medizin ist ein alternativmedizinisches Heilverfahren, das darauf abzielt, Ihren Alltag gesundheitsförderlich zu gestalten. Ihr Ansatz basiert auf dem wechselseitigen Einfluss von Psyche (Mind), Körper (Body) und Verhalten. Gefühle, Gedanken und Einstellungen sowie soziale, spirituelle und Verhaltensaspekte wirken direkt auf unsere Gesundheit ein und werden in der Behandlung bewusst einbezogen.

Ziel der Mind-Body-Medizin ist es, Ihre Fähigkeit zur Selbstfürsorge zu entwickeln oder zu erhalten und Ihnen zugleich zu helfen, Sinn in Ihrem Leben und Ihrer aktuellen Lebenssituation zu finden. Im Folgenden lernen Sie effektive

Übungen und Ansätze – darunter das Führen eines Stress-Tagebuchs, eine Reflexionsübung, Atemtechniken und Achtsamkeitsübungen –, mit denen Sie Ihre Resilienz gegenüber Stress steigern können.

Führen Sie ein Stress-Tagebuch

Stress kann man nicht ganz vermeiden – aber man kann den eigenen Umgang verändern. Zunächst ist es wichtig, zu erkennen, wodurch Sie gestresst werden. Eine gute Unterstützung dabei ist ein Stress-Tagebuch. Sie brauchen dafür täglich nur 5–10 Minuten, am besten abends.

Ziel: Sie dokumentieren, was Sie heute belastet hat – und lernen, es realistischer einzuordnen. Füllen Sie dafür die Tabelle unten aus.

Hier einige Hinweise zur Tabelle:

1. Stressauslöser Was genau hat heute eine spürbare emotionale Reaktion in Ihnen ausgelöst? Notieren Sie konkrete Situationen.

Beispiele:

- zu spät zur Arbeit gekommen
- Streit mit Ehepartner/in
- Konflikt mit Kollegin
- Termin- oder Abgabedruck
- Schlüssel verloren

2. Reaktion auf den Stress Wie haben Sie körperlich oder emotional reagiert? Welche Gedanken oder Gefühle kamen auf?

Beispiele:

- Angst, Wut
- Traurigkeit, Frust
- Gereiztheit, Kopfschmerzen
- Gefühl von Überforderung oder Ohnmacht

Stress-Tagebuch

Stressauslöser	Reaktion auf Stress	Stresslevel (0–10 Punkte)	Bedeutungsgrad (0–10 Punkte)

3. Stresslevel (0–10 Punkte) Wie stark war Ihre Reaktion? Nutzen Sie eine Skala von 0 (kaum spürbar) bis 10 (maximal belastend).

Fragen Sie sich: Wie sehr hat mich das heute mitgenommen?

4. Bedeutungsgrad (0–10 Punkte) Wie wichtig ist dieses Ereignis für Ihr Leben – objektiv betrachtet?

Fragen Sie sich: Wird das in einem Monat noch eine Rolle spielen? Oder: Wie würde eine gute Freundin diesen Vorfall einschätzen?

Zum Vergleich – diese Situationen gelten als besonders belastend im Leben:

- der Tod eines nahestehenden Menschen
- eine schwere Erkrankung (bei sich oder Angehörigen)
- totaler finanzieller oder sozialer Zusammenbruch (z. B. Obdachlosigkeit)

Diese Liste hilft, Alltagsstress besser einzuordnen. Häufig überbewerten wir kleine Pannen – und verhalten uns, als wäre alles »lebenswichtig«. Dabei wäre ein kurzer Realitätscheck oft der erste Schritt zu mehr Entspannung.

Reflexion

Am Ende jeder Woche (oder nach einem Monat) schauen Sie Ihre Einträge noch einmal an.

Fragen Sie sich:

- Wie würde ich dieses Ereignis heute bewerten – mit etwas Abstand?
- War meine Reaktion angemessen oder vielleicht übersteigert?
- Welche Muster erkenne ich – was stresst mich immer wieder?

Notieren Sie die »neue Bewertung« direkt neben der alten.

So entsteht nachhaltig mehr Gelassenheit – nicht durch Ignorieren, sondern durch echte innere Veränderung.

Schlafen Sie gut?

Ein guter Schlaf beginnt mit festen Gewohnheiten. Gehen Sie möglichst jeden Tag zur gleichen Zeit ins Bett – auch am Wochenende. Sieben bis acht Stunden Schlaf unterstützen Ihre Regeneration und Ihren Stoffwechsel. Reduzieren Sie abends Lichtquellen und Bildschirmzeit, schlafen Sie in möglichst völliger Dunkelheit – Schlafmasken oder Verdunkelungsvorhänge helfen. Auch eine ruhige Umgebung ist wichtig: Entfernen Sie störende Geräusche aus dem Schlafzimmer, Ohrstöpsel können sinnvoll sein.

Entspannungsrituale wie Tagebuch schreiben, Bauchatmung oder ein kurzer Spaziergang helfen, abends zur Ruhe zu kommen. Ein kurzes Nickerchen von bis zu 30 Minuten mittags kann neue Energie geben – spätere oder längere Nickerchen

10 praktische Strategien zur Vermeidung von Stress

Diese zehn Schlüssel helfen, langfristig ruhiger und widerstandsfähiger zu werden:

1. Warten Sie nicht auf »den richtigen Moment«, um runterzukommen. Üben Sie täglich kurze, bewusste Inseln der Entspannung – im Hier und Jetzt.
2. Achten Sie besonders in anspruchsvollen Zeiten auf regelmäßige Mahlzeiten, Bewegung und ausreichend Schlaf. Planen Sie die Zeiten dafür in Ihrem Kalender so verbindlich ein wie einen wichtigen Termin.
3. Üben Sie, sich nicht über Kleinigkeiten aufzuregen. Fragen Sie sich bei Ärger: Ist das den Adrenalinschub wert? Ein bewusster Perspektivwechsel (»Wird das morgen noch wichtig sein?«) entschärft viele Situationen.
4. Überplanen Sie Ihren Tag nicht. Lassen Sie bewusst Leerräume zwischen Terminen – und blocken Sie fest Mini-Auszeiten im Kalender wie feste Verpflichtungen.
5. Planen Sie gezielt Momente ein, die Ihnen guttun: Lieblingsmusik, guter Duft, Tasse Tee, ein Sonnenstrahl im Gesicht.
6. Nicht alles selbst machen – loslassen können.
7. Überlegen Sie: Was kann ich abgeben? Auch privat. Hilfe anzunehmen ist kein Schwächezeichen, sondern Selbstfürsorge.
8. Umfeld prüfen: Wer tut mir gut – wer raubt Energie? Reduzieren Sie den Kontakt zu Personen, die ständig fordern, kritisieren oder stressen. Umgeben Sie sich mit Menschen, die ehrlich, wohlwollend und stabil sind.
9. Realitätscheck statt Katastrophendenken. Trainieren Sie, die Dinge so zu sehen, wie sie wirklich sind.
10. Hobbys nicht streichen – sondern schützen. Was Ihnen Freude macht, gibt Energie zurück. Blocken Sie sich feste Zeitfenster für Ihr Hobby – auch (und gerade), wenn der Kalender voll ist.
11. Pflegen Sie einen liebevollen Umgang mit sich selbst. Sprechen Sie innerlich so mit sich wie verständnisvolle Eltern mit einem traurigen Kind: zugewandt und geduldig. Dieses innere Eltern-Ich hilft Ihnen, auch in schwierigen Momenten ruhig und stabil zu bleiben – statt sich zusätzlich selbst unter Druck zu setzen.

eher meiden. Verzichten Sie am Nachmittag auf Koffein und achten Sie auf ein leichtes Abendessen, am besten zwei bis drei Stunden vor dem Schlafengehen. Alkohol kann das Einschlafen erleichtern, stört aber die Tiefschlafphasen. Mit diesen kleinen Anpassungen unterstützen Sie Ihren Körper – und fördern erholsamen Schlaf.

Ernährung für besseren Schlaf und Förderung von Schlafhormonen

Ein erholsamer Schlaf beginnt oft schon bei der Auswahl unserer Lebensmittel. Denn bestimmte Nährstoffe fördern die Bildung von Melatonin – dem Hormon, das unseren Schlaf-wach-Rhythmus steuert – und Serotonin, dem sogenannten Wohlfühl-Botenstoff.

Folgende Lebensmittel unterstützen einen erholsamen Schlaf:

- Tryptophanreiche Lebensmittel wie Eier, Fisch, Soja, Sesam, Nüsse, Käse, Kürbiskerne
- Melatoninlieferanten wie Sauerkirschen, Erdbeeren, Trauben, Walnüsse
- Kofaktoren der Melatoninsynthese wie Magnesium, Zink, Vitamin B6, B12 und Folsäure

Doch nicht nur, was Sie essen, auch wann Sie essen, spielt eine Rolle. Ihr Stoffwechsel wird von einem zirkadianen Rhythmus gesteuert, einer inneren Uhr, die nicht nur Ihren Schlafrhythmus, sondern auch Verdauung, Appetit, Blutzuckerspiegel und Hormonproduktion reguliert. Unregelmäßige oder späte Mahlzeiten können diesen Rhythmus stören. Das kann nicht nur das Einschlafen erschweren, sondern auch langfristig zu Verdauungsproblemen, Heißhunger, Gewichtszunahme und einem erhöhten Risiko für chronische Erkrankungen führen. Ideal ist deshalb ein leichtes Abendessen etwa zwei bis drei Stunden vor dem Zubettgehen. Auch die Flüssigkeitszufuhr sollte im Laufe des Tages erfolgen – größere Mengen Wasser am Abend stören Ihren Schlaf oft durch nächtlichen Harndrang.

Besonders günstig auf den Schlaf wirkt sich eine ausgewogene Kombination aus hochwertigem Protein, gesunden Fetten – insbesondere Omega-3-Fettsäuren – und langsam verdaulichen Kohlenhydraten mit hohem Ballaststoffgehalt aus. Diese halten den Blutzucker stabil, fördern die Bildung von Serotonin und unterstützen so den Übergang in eine entspannte Nachtruhe. Wenn Sie Ihre Schlafqualität gezielt beobachten möchten, kann ein einfaches Schlaftagebuch helfen – oder auch eine Smartwatch mit Schlaftracking-Funktion. So erkennen Sie, was Ihnen guttut – und was nicht.

→ Für Sie: Selbstreflexion: meine Schlafhygiene und Schlafgewohnheiten

Guter Schlaf beginnt am Tag. Manchmal schleichen sich Gewohnheiten ein, die uns abends nicht zur Ruhe kommen lassen. Die folgende Übung hilft Ihnen, Ihre persönlichen Schlafräuber zu erkennen – und erste Stellschrauben zu finden.

Teil 1: Schlafräuber erkennen

Notieren Sie drei Dinge, die Sie in der letzten Woche vom Einschlafen abgehalten haben:

1. ______________________________

2. ______________________________

3. ______________________________

Teil 2: Was können Sie beeinflussen?

Was davon ist veränderbar – kurzfristig oder mit etwas Übung?

____

____

____

____

Was liegt nicht direkt in Ihrer Kontrolle – und wie könnten Sie anders damit umgehen?

____

____

____

Teil 3: Ruheinseln im Alltag – Ihre ersten Ideen

Wo könnten Sie bewusst mehr Entspannung einbauen, um abends leichter zur Ruhe zu kommen?

____

____

____

____

Ihr nächster Schritt für tieferen Schlaf

Wählen Sie eine Idee, die Sie in den nächsten 3 Tagen umsetzen möchten – und notieren Sie Ihr persönliches Commitment:

Ich probiere aus: ______________________________

____

Am: ______________________________

Uhrzeit: ______________________________

Atemtechniken für mehr Entspannung

Achtsamkeitsbasierte Körperübungen wie Meditation, Atemtechniken, Qigong oder Tai Chi können typische Beschwerden in der Peri- und Postmenopause deutlich lindern. Studien zeigen: Schon zwei bis drei kurze Einheiten pro Woche reichen aus, um depressive Verstimmungen, Schlafprobleme, Hitzewallungen und innere Unruhe zu reduzieren. Frauen berichten von mehr Gelassenheit, besserem Schlaf und einer insgesamt höheren Lebensqualität.[117]

Mini-Übung für zwischendurch: 2-Minuten-Atempause Ideal im Alltag – im Büro, im Auto oder einfach zwischendurch. Setzen Sie sich aufrecht hin, schließen Sie die Augen oder richten Sie den Blick sanft nach unten. Atmen Sie nun in einem gleichmäßigen Rhythmus: vier Sekunden einatmen – vier Sekunden halten – vier Sekunden ausatmen – vier Sekunden Pause. Wiederholen Sie diesen Atemzyklus viermal. Diese einfache Übung (bekannt als »Box-Breathing«) bringt Ihr Nervensystem in wenigen Minuten zur Ruhe und schafft wieder einen klaren Kopf.

Achtsamkeitsmeditation für zu Hause (15 Minuten) Suchen Sie sich einen ruhigen Ort und setzen Sie sich bequem auf einen Stuhl oder ein Kissen. Die Hände ruhen locker auf den Oberschenkeln. Schließen Sie die Augen, spüren Sie den Kontakt zum Boden und atmen Sie bewusst ein und aus. Lassen Sie Gedanken kommen und gehen – wie Wolken, die am Himmel vorbeiziehen. Bleiben Sie mit Ihrer Aufmerksamkeit beim Atem: Spüren Sie, wie sich Brust und Bauch heben und senken. Falls Sie abschweifen, kehren Sie freundlich zum Atem zurück. Bleiben Sie für etwa 10 bis 15 Minuten in dieser Haltung. Zum Abschluss: Atmen Sie tief ein, recken Sie sich, öffnen Sie langsam die Augen – und nehmen Sie wahr, wie sich Ihr Körper und Geist jetzt anfühlen.

Pflanzliche und alternative Therapien

Viele suchen nach Alternativen zur Hormontherapie und greifen auf pflanzliche Mittel zurück. Auch Achtsamkeitstraining und Akupunktur werden immer beliebter.

Um lokal das Bauchfett zu reduzieren, gibt es eine Vielzahl an Angeboten. Ich verstehe den Wunsch, mit natürlichen Mitteln den eigenen Körper wieder ins Gleichgewicht zu bringen. Doch welche Methoden sind wirklich effektiv und worauf sollten Sie achten? Trotz meiner Sympathie für die »Pflanzenkraft« ist es wichtig zu wissen, dass es für die meisten pflanzlichen Mittel, die bei Wechseljahresbeschwerden empfohlen werden, keine überzeugenden wissenschaftlichen Belege für ihre Wirksamkeit bei der Hormonregulation gibt.

Pflanzliche Mittel gegen den Hormonbauch

Phytoöstrogene, pflanzliche Stoffe mit östrogenähnlicher Wirkung, kommen in Lebensmitteln wie Soja, Rotklee, Leinsamen und sibirischem Rhabarber vor. Cimicifuga racemosa (Traubensilberkerze) und Johanniskraut werden ebenfalls häufig zur Linderung von Hitzewallungen und Stimmungsschwankungen empfohlen.

Die aktuelle S3-Leitlinie zur Peri- und Postmenopause empfiehlt Folgendes:

- Genistein, ein Soja-Isoflavon, kann in einer Dosis von 30–60 mg pro Tag Hitzewallungen reduzieren, hat aber keinen direkten Einfluss auf Bauchfett.
- Cimicifuga kann bei manchen Frauen Hitzewallungen lindern, aber es gibt keine direkten Hinweise auf einen Einfluss auf Gewicht oder Fettverteilung.
- Leinsamen, Rotklee, Rheum rhaponticum und Equol zeigen in Einzelfällen indirekte Wirkungen, aber die Datenlage ist uneinheitlich.

- Johanniskraut wirkt nachweislich stimmungsaufhellend bei leichten Depressionen, hat aber keinen direkten Einfluss auf hormonbedingte Gewichtszunahme.

Die Fakten zur pflanzlichen Therapie im Überblick

- Pflanzliche Präparate können Wechseljahresbeschwerden wie Hitzewallungen oder Stimmungsschwankungen lindern.
- Ein nachgewiesener Effekt auf viszerales Bauchfett (»Hormonbauch«) besteht nicht.
- Die Wirkung ist oft schwächer als bei klassischen Medikamenten oder menopausaler Hormontherapie – und stark abhängig von Produktqualität und Anwendungsdauer.
- Johanniskraut kann mit Medikamenten wie Antidepressiva oder Blutdrucksenkern wechselwirken – Rücksprache mit Ärzten ist Pflicht.
- Registrierte Arzneimittel (z. B. in Apotheken) sind sicherer als Nahrungsergänzungsmittel unbekannter Herkunft.

Kurkuma und Ashwagandha

Kurkuma (Curcuma longa) und Ashwagandha (Withania somnifera) werden als natürliche Mittel zur Unterstützung des hormonellen Gleichgewichts und zur Reduktion von Bauchfett in den Wechseljahren beworben. Studien zeigen jedoch keine signifikante Wirkung auf die Reduktion von hormonell bedingtem Bauchfett bei Frauen ab 50. Die wenigen verfügbaren Studien sind methodisch schwach, beziehen sich auf andere Zielgruppen oder zeigen nur indirekte Effekte.

Mögliche Nebenwirkungen sind jedoch gut dokumentiert:

- Kurkuma, insbesondere in hohen Dosen, kann Magen-Darm-Beschwerden, Übelkeit, Durchfall und in seltenen Fällen Leberwerterhöhungen verursachen, insbesondere wenn Curcumin mit bioverfügbarkeitssteigernden Substanzen wie Piperin kombiniert wird.
- Ashwagandha kann bei empfindlichen Personen Müdigkeit, Magenreizungen, Kopfschmerzen, Durchfall, Erbrechen, Schläfrigkeit oder Unruhe verursachen. In Einzelfällen wurden auch schwere Leberfunktionsstörungen berichtet.

Wissenschaftliche Bewertung pflanzlicher Mittel

Pflanzenextrakte bieten keine nachgewiesene therapeutische Wirkung bei viszeralem Bauchfett in den Wechseljahren. Falls überhaupt, sollten sie nur komplementär und mit realistischen Erwartungen eingesetzt werden. Lebensstilinterventionen wie bessere Ernährung, mehr Bewegung, Stressregulation und Hormontherapien sind deutlich wirksamer.

»Natürlich« bedeutet nicht immer »ungefährlich«. Pflanzliche Präparate können Nebenwirkungen oder Wechselwirkungen mit anderen Medikamenten haben, insbesondere nicht registrierte Produkte aus dem Internet oder Mischpräparate unbekannter Herkunft. Häufige Nebenwirkungen sind Magen-Darm-Beschwerden, Kopfschmerzen, Hautausschläge, Allergien und Leberschäden.

Die Wirkung pflanzlicher Präparate hängt von der Zubereitung, der Dosierung und der individuellen Reaktion ab. Bisher konnte kein pflanzliches Mittel in guter Studienqualität den Hormonbauch direkt reduzieren. Pflanzliche Mittel können als ergänzende Unterstützung dienen, z. B. zur besseren Stimmung.

Lokalen Fettabbau am Bauch fördern?

Maßnahmen wie Massagen oder apparative Kosmetik wirken nur dann sichtbar und spürbar auf den Bauch, wenn Ernährung, Bewegung und Muskelaktivität bereits regelmäßig stattfinden. Ohne diese Basis bleibt der Effekt – salopp gesagt – »oberflächlich«.

Gerätebehandlungen wie LPG-Massage, Mikronadel-RF-Lifting oder Endospheres-Therapie können die Haut glätten, Wasseransammlungen verringern und die Kollagenproduktion anregen. Sie erreichen jedoch nicht das viszerale Bauchfett, das sich tief im Bauchraum rund um die Organe ansammelt und besonders stoffwechselaktiv ist.

Ganz ohne Geräte – Wechselduschen für zu Hause

Die Wechseldusche, ein oft unterschätzter Klassiker, regt die lokale Durchblutung an, stärkt das Immunsystem und kann bei Erschöpfung und Stimmungstiefs helfen.

So geht's richtig:

- Beginnen Sie mit warmem Wasser (ca. 38–40 °C) – 1 Minute.
- Dann folgt kaltes Wasser (17–20 °C) – 15 Sekunden.
- Wechseln Sie 3- bis 5-mal zwischen warm und kalt.
- Wichtig: Immer mit kaltem Wasser abschließen.
- Danach: Den Körper mit einem Frottierhandtuch kräftig abreiben.

Tipp: 2- bis 3-mal pro Woche sind ideal. Noch besser: Als festes Morgenritual einbauen – das bringt Schwung in den Tag.

Die Gewichtsweste

Tragen Sie beim Gehen oder im Alltag eine Gewichtsweste. Schon wenige zusätzliche Kilo (z.B. 3–5 kg) reichen, um die Muskulatur stärker zu fordern, die Knochendichte zu stimulieren und die Durchblutung und den Stoffwechsel anzuregen. Das zusätzliche Gewicht wirkt wie ein sanftes Krafttraining im Alltag: Es stärkt die Knochen und trainiert die Muskeln im Rumpf, Rücken und Beckenboden. Gleichzeitig wird der Energieverbrauch leicht erhöht.

Die EFOPS-Studie aus Erlangen zeigt, dass Frauen, die regelmäßig mit Gewichten trainierten, signifikant weniger Knochensubstanz verloren als die Kontrollgruppe – nur 1,8 % statt über 10 %.[118] Auch die LIFTMOR-Studie (Australien) belegt: Bei Frauen nach den Wechseljahren mit beginnendem Knochenschwund oder Osteoporose verbesserte gezieltes Training mit Gewichtswesten (5–10 % des Körpergewichts) die Knochendichte messbar, insbesondere in der Lendenwirbelsäule.[119] Zudem konnten in anderen Studien Kraft, Gleichgewicht und sogar die Herz-Kreislauf-Fitness verbessert werden – allesamt Faktoren, die in der zweiten Lebenshälfte besonders wichtig sind.[120]

So setzen Sie es um:

- Starten Sie mit 2–3 kg.
- Tragen Sie die Weste z.B. beim Spazierengehen, beim Hausputz oder im Garten.
- Achten Sie auf eine gute Passform: eng am Körper, verstellbar und gut gepolstert.
- Nicht geeignet, wenn Sie unter akuten Rückenbeschwerden, Gelenkschmerzen oder nicht behandelter Osteoporose leiden – in diesen Fällen sollte eine ärztliche Rücksprache erfolgen.

Nahrungsergänzungsmittel

Viele Produkte versprechen viel – doch was brauchen Frauen ab 50 wirklich? Meist weniger als die Werbung suggeriert. Eine ausgewogene, nährstoffreiche Ernährung deckt in der Regel das Wichtigste ab. Ergänzungen sind dann sinnvoll, wenn Ihre Ernährung Lücken hat, ein Mangel nachgewiesen wurde oder eine Erkrankung vorliegt.

Im Blick behalten sollten Sie vor allem: Vitamin D, Kalzium, B-Vitamine, Vitamin C, ausgewählte Pflanzenstoffe sowie – je nach Situation – Magnesium und Omega-3-Fettsäuren.

Vitamin D unterstützt Knochen, Muskeln und Abwehrkräfte. In unseren Breitengraden reicht die Sonne oft nicht aus, zudem bildet der Körper mit zunehmendem Alter weniger. Eine gezielte Ergänzung kann sinnvoll sein – am besten nach Kontrolle des Status.

Kalzium bleibt für die Knochengesundheit wichtig. Meist lässt sich der Bedarf über die Ernährung decken. Zusätzliche Präparate sollten nur bei bestätigtem Mangel erwogen werden. Wichtig sind das Zusammenspiel mit Vitamin D und eine geeignete Lebensmittelauswahl, die die Aufnahme begünstigt.

B-Vitamine, insbesondere B6 und B12, sind relevant für Nerven, Konzentration und Energie. Da die Aufnahme mit dem Alter nachlassen kann, lohnt sich bei unklaren Beschwerden oder veganer Ernährungsweise eine Überprüfung der Versorgung.

Vitamin C unterstützt die Kollagenbildung und damit Bindegewebe, Haut und Knochen. Es verbessert auch die Eisenaufnahme. Beeren, Zitrusfrüchte, Paprika und Kohlgemüse sind gute Quellen.

Pflanzenstoffe wie Phytoöstrogene aus Soja und anderen Hülsenfrüchten können leichte Wechseljahrsbeschwerden lindern. Bevorzugen Sie Lebensmittel statt hochdosierter Isolate aus Nahrungsergänzungen. Sekundäre Pflanzenstoffe wie Lycopin aus Tomaten werden mit positiven Effekten auf Herz und Zellschutz in Verbindung gebracht. Praktisch heißt das: häufiger zu buntem Gemüse, Hülsenfrüchten, Kräutern und Gewürzen greifen – idealerweise täglich und in wechselnden Kombinationen.

Magnesium kann bei innerer Unruhe, Muskelverspannungen oder Schlafproblemen unterstützen – vor allem, wenn ein Mangel vorliegt. Die geeignete Form und Menge richten sich nach Verträglichkeit und Bedarf.

Omega-3-Fettsäuren unterstützen Herz und Entzündungsregulation. Wer selten fetten Seefisch isst, kann über eine hochwertige Ergänzung nachdenken – idealerweise nach ärztlicher Rücksprache und Statusbestimmung.

Wichtig zum Schluss: Setzen Sie die Grundlagen zuerst. Nährstoffdichte, bunte Ernährung, regelmäßiges Krafttraining, ausreichend Schlaf, Tageslicht und tägliche Bewegung liefern den größten Effekt. Nahrungsergänzungen sind zusätzliche Werkzeuge – nicht die Basis. Lassen Sie vor der Einnahme der Nahrungsergänzungen relevante Laborwerte prüfen, klären Sie persönliche Risiken und entscheiden Sie dann, was für Sie sinnvoll ist. »Auf gut Glück« viele Nahrungsergänzungen einzunehmen, kostet Geld, schafft oft Unsicherheit und bringt selten den gewünschten Nutzen.

Mikronährstoff	Relevanz (ab 50)	Ziel/Dosierung*	Lebensmittel	Hinweise/ Risiken
Vitamin D (+K2)	Knochen, Immunfunktion, Muskelkraft	Dosierung: 600 –4000 IE Vitamin D3 (abhängig von Ihrem Blutwert), dazu 100–200 µg Vitamin K2; Ziel 30–50 ng/ml	Eigelb, Milchprodukte, Innereien, fetter Seefisch, Pilze, angereicherte Produkte	fettlöslich, zu Mahlzeiten; K2 bei gleichzeitiger Einnahme von Blutverdünnern meiden
Kalzium	Knochendichte nach Menopause	1000–1200 mg/ Tag primär über Ernährung	Milchprodukte, mineralreiches Wasser, Sesam/ Mohn, Sardinen	Supplement nur bei Mangel; Herz-Kreislauf-Risiken abwägen
Vitamin B12/B6	Nerven, Kognition, Homocystein-Stoffwechsel	B12: 2,4–6 µg/ Tag über tierische Produkte oder Supplemente. Geeignet sind Präparate mit aktivem B12 (z. B. Methylcobalamin). B6: 1,2–1,5 mg/ Tag – bei Supplementierung bis 25 mg/Tag	Innereien, Fleisch, Lachs, Eier, Milchprodukte, Hülsenfrüchte, Vollkorn	Aufnahme von Vitamin B12 wird durch verminderte Magensäurebildung erschwert
Lycopin	antioxidativ; Herz-/Gefäßschutz	≈ 30–50 mg/Tag über Kost	Tomatenmark, Ofentomaten, Wassermelone, Grapefruit	Fett und Erhitzen verbessern Aufnahme
Vitamin C	Kollagen, Gefäße, Eisenaufnahme	≈ 100–200 mg/ Tag über Lebensmittel	Paprika, Brokkoli, Zitrusfrüchte, Sanddorn	höherer Bedarf bei Stress, Rauchen, chronischen Entzündungen

Mikronährstoff	Relevanz (ab 50)	Ziel/Dosierung*	Lebensmittel	Hinweise/ Risiken
Phytoöstrogene	lindern milde Wechseljahrsbeschwerden, beeinflussen Fettstoffwechsel positiv	≈ 40–80 mg Isoflavone/Tag über Lebensmittel	z. B. 80–100 g Tofu, 50–75 g Tempeh oder fermentierte Sojaprodukte wie Miso oder Natto. 1 EL geschroteter Leinsamen liefert 5–10 mg Lignane, 1 EL Sesamsamen 2–3 mg.	kein hochdosiertes Supplement; Vorsicht bei Therapie mit Tamoxifen
Magnesium	Schlaf, Muskel-/Nervenentspannung	200–400 mg abends (z. B. Glycinat)	Nüsse, Samen, Vollkorn, grünes Gemüse	Hohe Dosen können bei bestimmten Wirkformen zu Durchfall führen.
Omega-3-Fettsäuren (EPA+DHA)	Entzündungsmodulation, Herz-, Gefäß-, Gehirnschutz	≈1,5–2 g/Tag; Ziel Omega-3-Index >8 %	Lachs, Hering, Makrele; Algenöl	Qualität/Konzentration beachten; Vorsicht bei Hochdosen und gleichzeitiger Einnahme von Blut verdünnern sowie Neigung zu Herzrhythmusstörungen

**Individuell nach Diagnostik; Dosierungen nur in ärztlicher Absprache*

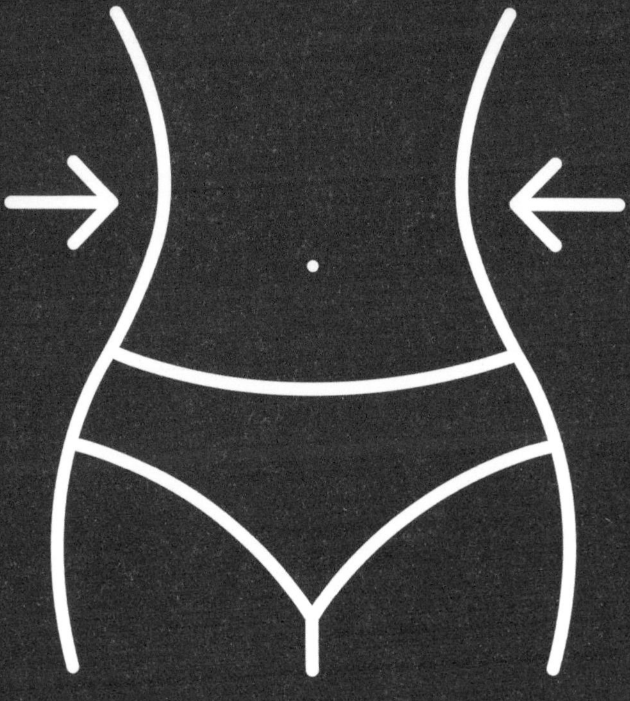

Ihr Weg zum flacheren Bauch

Wie ändern Sie Ihre Gewohnheiten, um wirklich langfristig schlanker und gesünder zu bleiben? Machen Sie einen Plan!

Gesunde Gewohnheiten aufbauen

In diesem Kapitel lernen Sie das VARESE-Prinzip kennen – ein evidenzbasiertes Konzept, das auf sechs Komponenten basiert, um eine gesündere Lebensweise zu fördern.

Um den Hormonbauch zu reduzieren, empfehle ich das VARESE-Prinzip. Dieses evidenzbasierte, ganzheitliche Stress- und Gesundheitsmanagement-System, das auf den Erkenntnissen von Esch und Stefano[121] aufbaut und von Wolf und Calabrese[122]als ein konkretes systematisches Konzept ausformuliert wurde, berücksichtigt alle essenziellen Säulen, die langfristig zu mehr Resilienz, Hormonbalance und nachhaltiger Gesundheit führen.

Grundgedanke der bestimmten Reihenfolge

Das VARESE-Prinzip folgt einer bewährten Reihenfolge: Erst körperliche Basis aufbauen, dann mentale und verhaltensorientierte Veränderungen integrieren. Es ist ein systematischer Weg mit dem Ziel, die eigene Resilienz, Hormonbalance und Gesundheit ganzheitlich und nachhaltig zu stärken. Sie entscheiden selbst, wann Sie sich bereit fühlen, in den nächsten Bereich überzugehen. Manche Veränderungen brauchen mehr Zeit – und das ist völlig in Ordnung.

Die Buchstaben stehen für:

- Verhaltensänderung
- Achtsamkeit
- Relaxation (aktive Entspannung)
- Ernährung
- Sport
- Ergänzung (gezielte Nahrungsergänzung, basierend auf individueller Diagnostik)

Das VARESE-Prinzip wird in meinen Programmen strukturiert aufeinander aufbauend umgesetzt. Warum? Ein Körper im Mangelzustand, wie z. B. bei Eisenmangel, Kortisol-Überschuss oder Vitamin-B12-Defizit, kann keine stabile Entspannung, Konzentration oder Verhaltensänderung aufrechterhalten. Erst durch gezielte körperliche Stabilisierung (E = Ergänzung) wird ein belastbarer Boden geschaffen, auf dem mentale Techniken wie Achtsamkeit und Verhaltensänderung und später mehr Leistung bei Sport wirklich greifen können. Diese Vorgehensweise berücksichtigt sowohl die Biologie als auch die Psychologie des Menschen.

Schritt-für-Schritt-Anleitung nach dem VARESE-Prinzip

Am Anfang steht die gezielte Ergänzung essenzieller Mikronährstoffe. Nur wenn der Körper ausreichend versorgt ist – etwa mit Eisen, Vitamin D oder Vitamin B12 –, haben Sie die nötige Energie, um neue Gewohnheiten überhaupt umzusetzen. In diesem Schritt wird also zuerst die physiologische Grundlage geschaffen, auf der Veränderung möglich wird.

Der zweite Schritt widmet sich dem Nervensystem – konkret: Relaxation und Achtsamkeit. Chronischer Stress blockiert Veränderung. In diesem Schritt geht es darum, Stressresilienz aufzubauen, das autonome Nervensystem zu beruhigen und eine achtsame innere Haltung im Alltag zu entwickeln. So entsteht überhaupt erst die Möglichkeit, bewusst statt reaktiv zu handeln.

Darauf folgt die gezielte Verhaltensänderung. Sie erkennen, welche alten Muster Ihren Alltag unnötig belasten – und ersetzen sie Schritt für Schritt durch stabilisierende, gesundheitsfördernde Gewohnheiten, die zu Ihrer Lebensrealität passen.

Wenn diese Grundlage gelegt ist, folgt die Ernährungsumstellung. Der Fokus liegt auf einer nährstoffreichen, hormonfreundlichen Ernährung, die den Blutzucker stabilisiert, Heißhunger reduziert und Energieeinbrüchen vorbeugt.

Als fünfter Schritt werden neue Bewegungsroutinen aufgebaut. Körperliche Aktivität stärkt nicht nur Muskulatur und Stoffwechsel, sondern fördert auch die emotionale Stabilität und den natürlichen Abbau von Stresshormonen.

Zum Schluss werden Ihre Fortschritte überprüft. Was funktioniert, wird gefestigt. Was nicht passt, wird überarbeitet und an aktuelle Bedürfnisse angepasst.

14-Tage-Plan nach dem VARESE-Prinzip

Sie haben nun viel über Hormone, Bauchfett, Ernährung, Bewegung und Ihren persönlichen Weg zu mehr Balance gelernt. Dieser 14-Tage-Plan hilft Ihnen, dieses Wissen in die Praxis umzusetzen.

Tag 1: Klarheit schaffen – Termine machen

Vereinbaren Sie zwei bis drei ärztliche Termine, die Sie vielleicht schon länger vor sich herschieben, z. B. für ein umfassendes Blutbild, Schilddrüsenwerte, Mikronährstoffwerte, medizinische Körperanalyse, Stressanalyse und Vorsorge-Termine. Ein klarer Blick auf Ihren Gesundheitsstatus ist die Basis für gezielte Maßnahmen, um Ihren Körper zu unterstützen.

Das nehme ich mir für Tag 1 vor:

Tag 2: Mikronährstoffdefizite ausgleichen

Wenn Sie Ihre Werte kennen oder bekannte Mängel haben (z. B. Eisen, Vitamin D, Omega-3), beginnen Sie heute mit einer gezielten Einnahme. Mangelzustände blockieren wichtige Stoffwechselvorgänge.

Das nehme ich mir für Tag 2 vor:

Tag 3: Ihre erste Pause – bewusst entspannen

Blocken Sie sich heute fünf Minuten Zeit für eine einfache Atemübung (z. B. die 4–7–8-Atmung: vier Sekunden langsam einatmen, sieben Sekunden langsam ausatmen, acht Sekunden die Luft anhalten – und diesen Rhythmus mehrmals wiederholen). Bewusste Atmung wirkt wie ein Reset fürs Nervensystem. Wie war es, sich heute bewusst zu unterbrechen und Zeit für sich zu nehmen?

Das nehme ich mir für Tag 3 vor:

Tag 4: Entspannungsritual für abends

Testen Sie heute eine einfache Abendroutine, z. B. Dankbarkeitstagebuch, Wärmflasche, Musik oder eine ruhige Körperreise im Liegen. Regelmäßige Abendrituale signalisieren Ihrem Körper, dass es Zeit zum Schlafen ist, und helfen beim Regulieren und Loslassen.

Das nehme ich mir für Tag 4 vor:

Tag 5: Achtsamer essen

Achtsames Essen, also eine Mahlzeit ohne Ablenkungen wie Handy, Fernsehen oder Multitasking, ist heute angesagt. Warum? Es verbessert nicht nur die Verdauung, sondern auch das Sättigungsgefühl, was Heißhungerattacken vorbeugen kann.

Das nehme ich mir für Tag 5 vor:

Tag 6: Gedanken beobachten

Schreiben Sie heute zwei bis drei typische Gedanken über sich selbst oder Ihren Körper auf. Häufig tragen wir unbewusste Selbstkritik in uns, was den Hormonhaushalt negativ beeinflusst.

Das nehme ich mir für Tag 6 vor:

Tag 7: Stressverstärker erkennen

Reflektieren Sie heute, was Sie im Alltag unter Druck setzt – Perfektionismus, ständige Verfügbarkeit, »Ich muss noch schnell …«. Nur was Sie erkennen, können Sie auch verändern. Impuls: Was können Sie ab heute entschleunigen?

Das nehme ich mir für Tag 7 vor:

Tag 8: Neues Verhalten einführen

Wählen Sie heute eine konkrete Mini-Verhaltensänderung, z. B. ab 19 Uhr Handy weg und Laptop zu, 10 Minuten an der frischen Luft oder nicht direkt nach dem Aufstehen auf Social Media. Kleine neue Gewohnheiten stärken Ihre Selbstwirksamkeit und wirken direkt auf die Stressachsen.

Das nehme ich mir für Tag 8 vor:

____

____

____

____

____

____

Tag 9: Protein zum Frühstück

Testen Sie heute ein proteinreiches Frühstück, z. B. Omelett mit Gemüse oder stichfester Naturjoghurt mit Nüssen. Protein sättigt länger, stabilisiert den Blutzucker und reduziert Heißhunger.

Das nehme ich mir für Tag 9 vor:

____

____

____

____

____

Tag 10: Ein von hochverarbeiteten Produkten und von Zucker freier Vormittag

Vermeiden Sie heute bis zum Mittag Zucker und schnelle Kohlenhydrate, wie Süßigkeiten, süße Getränke, Weißmehl und hochverarbeitete Produkte. Ein stabiler Blutzucker und der Verzicht auf hochverarbeitete Produkte unterstützen die Fettverbrennung effektiv.

Das nehme ich mir für Tag 10 vor:

____

____

____

____

____

Tag 11: 10 Minuten Bewegung

Machen Sie heute einen zügigen Spaziergang von mindestens 10 Minuten. Moderate Bewegung – besonders in der Natur – kann das Stresshormon Kortisol senken, fördert die Entspannung, aktiviert den Stoffwechsel und hebt die Stimmung.

Das nehme ich mir für Tag 11 vor:

____

____

____

____

____

____

Tag 12: Mini-Krafttraining

Wählen Sie heute zwei einfache Übungen, z. B. langsame Kniebeugen und Wandliegestütze, und machen Sie je 2 × 10 Wiederholungen. Muskeln sind das beste Anti-Aging-Mittel und reduzieren Bauchfett. Wo können Sie Bewegung in Ihren Alltag integrieren?

Das nehme ich mir für Tag 12 vor:

Tag 13: Bilanz ziehen

Wie waren Ihre letzten zwei Wochen? Was lief gut, was weniger gut?

Nennen Sie drei Dinge, die Ihnen gutgetan haben. Ein Rückblick hilft, sich auf das Wesentliche zu konzentrieren und Motivation aufzubauen.

Impuls: Was hat Sie überrascht? Was würden Sie wiederholen?

Tag 14: Planen Sie weiter

Entscheiden Sie heute, wie Sie weitermachen möchten. Was soll nach den 14 Tagen bleiben und sich zu einer festen Gewohnheit entwickelt? Was tat Ihnen besonders gut in den letzten 14 Tagen?

Was darf weiterentwickelt werden? Wo wollen Sie noch besser werden?

Warum ist es Ihnen wichtig, sich in diesem Bereich noch zu verbessern?

Nachhaltige Veränderung entsteht aus bewussten Entscheidungen.

Was nehmen Sie sich für die nächsten 4 Wochen vor?

Ihr Weg zu mehr Leichtigkeit

Jede Frau bringt ihre eigenen Realitäten, Möglichkeiten und Ressourcen mit. Daher ist es für Sie entscheidend, einen Weg zu finden, der zu Ihnen passt.

Es gibt keine universelle Methode, die für alle funktioniert. Jede Frau ist einzigartig, mit unterschiedlichen Lebensumständen, Ressourcen und Bedürfnissen. Was Ihrer Freundin hilft, könnte bei Ihnen das Gegenteil bewirken. Vertrauen Sie daher nicht blind auf allgemeine Ratschläge. Lernen Sie, auf Ihren Körper zu hören, und entwickeln Sie einen individuellen Plan, der Schritt für Schritt auf Ihre Situation und Herausforderungen zugeschnitten ist. Setzen Sie dabei Ihr eigenes Tempo und lernen Sie, Nein zu sagen.

Seien Sie ehrlich zu sich selbst: Ist das wirklich Ihr eigener, wahrer Wunsch? Und sorgen Sie für Ausgleich: Wer ständig über seine Grenzen geht, landet irgendwann in der Erschöpfung.

Ihre praktischen Anleitungen

Wenn Sie bis hierhin gelesen haben, dann haben Sie sich relevantes medizinisches Wissen angeeignet, Zusammenhänge verstanden und gelernt, worauf es in Ihrer Lebensphase wirklich ankommt.

Und um dieses umfassende theoretische Wissen in die Praxis zu überführen, haben Sie in diesem Ratgeber ausführliche Anleitungen erhalten – von Checklisten für Ihre Arzttermine bis hin zu der Berechnung Ihres persönlichen Kalorienbedarfs und der perfekten Nährstoffverteilung. Sie können jetzt Ihren täglichen Kalorienbedarf berechnen und Ihre Nährstoffverteilung so planen, dass jede Hauptmahlzeit ausgewogen ist. Damit verhindern Sie

Blutzuckerspitzen, reduzieren Heißhunger und versorgen Ihren Körper optimal mit allen notwendigen Nährstoffen.

Darüber hinaus wissen Sie, welche Mikronährstoffe ab 50 besonders wichtig sind, wie Sie diese im Labor bestimmen lassen können und wann eine Substitution sinnvoll ist.

Sie haben auch gelernt, welche Herzfrequenz im Kardiotraining für Sie optimal ist, um Körperfett effektiv zu verbrennen. Anstatt endlose, ineffiziente Kardioeinheiten zu absolvieren, trainieren Sie nun gezielt in Ihrem individuellen Fettverbrennungsbereich. Mit optimalen Gewichten und durch gezieltes Krafttraining wirken Sie dem Muskel- und Knochenabbau entgegen beziehungsweise fördern neuen Aufbau. So erhalten Sie langfristig Ihren Grundumsatz oder können ihn sogar steigern und unterstützen auf diesem Weg Ihren Fettstoffwechsel.

Was ist Ihr Zukunftsbild?

Nehmen Sie sich einen Moment – nur für sich. Atmen Sie tief durch. Und stellen Sie sich einmal ganz bewusst folgende Fragen:

- Wie möchte ich mich in 5, 10 oder 20 Jahren fühlen?
- Was ist mir im Leben wichtig – körperlich, geistig, emotional?
- Wie viel Energie, Lebensfreude und Beweglichkeit wünsche ich mir für meine Zukunft?
- Welche Aktivitäten, welche Freiheit, welche Unabhängigkeit sind mir besonders wichtig?
- Was möchte ich auch im hohen Alter noch mit Leichtigkeit tun können?
- Was wäre mein größter Wunsch für mein Wohlbefinden und meine Lebensqualität in der zweiten Lebenshälfte?

Notieren Sie Ihre Gedanken spontan und ehrlich – ohne zu bewerten:

→ **Für Sie: Mein Zukunftsbild:** ____________

____

____

____

____

____

Warum diese Reflexion so wertvoll ist

Sich bewusst mit der eigenen Zukunft auseinanderzusetzen – mit den eigenen Wünschen, Werten und Zielen –, schafft eine klare Orientierung. Ihr persönliches Zukunftsbild kann Ihnen helfen, Entscheidungen für Ihre Gesundheit mit mehr Klarheit und Selbstvertrauen zu treffen. Es geht nicht um die Erwartungen anderer oder gesellschaftliche Trends, sondern darum, was für Sie stimmig ist.

Wenn Sie wissen, wie Sie in fünf, zehn oder zwanzig Jahren leben möchten, fällt es leichter, passende Maßnahmen zu wählen – sei es in Bezug auf Ernährung, Bewegung, Hormontherapie oder andere Lebensstilentscheidungen. Diese innere Klarheit unterstützt Sie dabei, informierter zu handeln, Möglichkeiten besser einzuordnen und Ihren eigenen Weg mit Zuversicht zu gehen.

Mini-Übung: Drei kleine Schritte in Richtung Ihres Zukunftsbildes

Jetzt, da Sie Ihr Zukunftsbild klarer vor Augen haben: Überlegen Sie sich drei kleine, konkrete Schritte, die Sie schon heute tun können, um diesem Bild näherzukommen. Es sollten kleine, machbare Veränderungen sein, die sich gut in Ihren aktuellen Alltag einfügen lassen.

Zum Beispiel:

- eine ausgewogene Mahlzeit ausprobieren
- einen Spaziergang an der frischen Luft machen
- sich heute Abend zehn Minuten Zeit nur für sich selbst nehmen
- einen Arzttermin oder einen Termin zur Hormonsprechstunde vereinbaren, den Sie lange aufgeschoben haben
- ein inspirierendes Buch kaufen
- bewusst einmal »Nein« sagen, wenn es nötig ist

→ Für Sie: Notieren Sie Ihre drei persönlichen Schritte. Meine drei kleinen Schritte:

1. ______________________________

____

2. ______________________________

____

3. ______________________________

____

Große Veränderungen beginnen mit klaren Entscheidungen – und einem ersten kleinen Schritt. Je klarer Ihr inneres Zukunftsbild ist, desto klarer erkennen Sie die Schritte, die dorthin führen. Und je konsequenter Sie Ihre täglichen Entscheidungen leben, desto schneller kommen Sie Ihrem Zukunftsbild nahe.

So bleiben Sie auch langfristig dran!

Aus meiner langjährigen ärztlichen Praxis und gestützt auf fundierte verhaltensmedizinische Studien weiß ich: Nicht der Einstieg in neue, gesunde Gewohnheiten stellt uns vor die größte Herausforderung, sondern die konsequente Umsetzung über Wochen und Monate, bis wir spürbare Fortschritte wahrnehmen. Im nächsten Kapitel finden Sie bewährte wissenschaftliche Methoden, mit denen Sie Ihre gesunden Routinen erfolgreich etablieren und dauerhaft beibehalten können.

Nutzen Sie identitätsbasiertes Denken

Wenn wir ein Verhalten mit unserem Selbstbild verknüpfen, wird das Dranbleiben zur Selbstverständlichkeit. Statt sich innerlich zu sagen »Ich sollte gesünder leben«, formulieren Sie besser: »Ich bin jemand, der gut für sich sorgt.« Dieser kleine Wechsel im Denken sorgt dafür, dass sich neue, gesundheitsfördernde Verhaltensweisen stimmig und motivierend anfühlen.

Hier sind weitere Beispiele für identitätsbasiertes Denken:

- »Ich sollte regelmäßiger Sport machen« → »Ich bin eine aktive Person, die sich gerne bewegt.«
- »Ich muss mehr Wasser trinken« → »Ich bin jemand, der seinen Körper optimal mit Flüssigkeit versorgt.«
- »Ich sollte mich ausgewogener ernähren« → »Ich bin ein Mensch, der nährstoffreiche Lebensmittel liebt.«
- »Ich muss früher schlafen gehen« → »Ich bin jemand, der ausreichende Erholung und guten Schlaf wertschätzt.«

Zielvereinbarungen mit sich selbst

Zielvereinbarungen mit sich selbst, die motivieren statt demotivieren, sind ein weiterer wirkungsvoller Hebel für langfristige Veränderung. Anstatt vager Aussagen wie »Ich will mich gesünder ernähren« sollten Sie konkrete, ressourcenorientierte Formulierungen verwenden.

Formulieren Sie Ziele als Experimente statt als Verpflichtungen. Eine offene und neugierige Haltung senkt die Schwelle zur Umsetzung. Auch das Wörtchen »statt« lenkt den Fokus auf konkrete Alternativen statt auf Verbote.

Hier sind einige Beispiele:

- »Ich koche diese Woche an drei Abenden frisch, um zu sehen, ob mir das besser bekommt als Fertiggerichte.«
- »Ich teste, ob ich mich fitter fühle, wenn ich jeden Tag 300–500 g Gemüse esse.«
- »Ich nehme mir vor, bis nächste Woche zwei neue ballaststoffreiche Frühstücksideen auszuprobieren.«
- »Ich esse täglich eine Mahlzeit achtsam – also ohne Handy, Zeitung oder Bildschirm.«
- »Ich trinke diese Woche mittags Wasser mit Zitrone statt süßer Limonade und achte darauf, ob mir das leichtfällt.«
- »Ich mache mir eine Liste mit fünf schnellen Gerichten, die ich auch nach einem stressigen Tag kochen kann.«
- »Ich plane, mein Mittagessen an zwei Tagen in der Woche vorzubereiten, damit ich im Alltag weniger improvisieren muss.«
- »Ich achte in den nächsten Tagen darauf, ob ich wirklich Hunger habe, bevor ich zwischendurch etwas esse.«

- »Ich experimentiere mit dem Essensplan und versuche, abends spätestens um 20 Uhr zu essen. Außerdem möchte ich in dieser Woche bei drei Mahlzeiten bewusst Eiweißquellen wie Fisch oder Quark integrieren.«

Diese Ziele stärken Ihre Selbstwirksamkeit und machen greifbare Fortschritte sichtbar. Sie verwandeln Ihren Weg zu einem stärkeren und gesünderen Ich in eine alltagsnahe, ergebnisoffene Veränderung.

Erstellen Sie Ihren eigenen Gewohnheitstracker

Menschen, die ihre Fortschritte protokollieren – etwa mit einem Gewohnheitstracker –, halten gesunde Gewohnheiten deutlich häufiger durch.[123] Ein einfacher Gewohnheitstracker hilft Ihnen, den Überblick zu behalten und motiviert dranzubleiben. Schon 14 Tage konsequente Umsetzung können spürbar zum flacheren Bauch führen. Nehmen Sie sich zwei Wochen lang jeden Tag bewusst Zeit, um neue Gewohnheiten auszuprobieren und zu festigen. Ob klassisch im Notizheft, im Kalender oder per App – das tägliche Häkchen gibt Ihnen ein gutes Gefühl und stärkt Ihre Selbstwirksamkeit.

Hier sind erste konkrete und alltagstaugliche Ideen, die Sie ganz nach Ihren Bedürfnissen kombinieren können:

- Versorgen Sie Ihren Körper täglich mit wichtigen Fetten, indem Sie über den Tag verteilt 3 TL unraffiniertes pflanzliches Öl zu sich nehmen. Das fördert die Hormonaktivität, insbesondere die »Jugendhormone«, durch natürliche Phytosterole.
- Trinken Sie täglich mindestens 1500 ml Wasser, einschließlich 1 Glas vor dem Schlafengehen. Ihr Urin sollte eine leichte Farbe haben, ähnlich wie Champagner. Trinken Sie 1 Glas Wasser gleich nach dem Aufstehen und jeweils 3–5 Minuten vor jeder Mahlzeit. Das unterstützt Ihren Stoffwechsel, fördert die Entgiftung, regt die Verdauung an und fördert regelmäßigen Stuhlgang.
- Nehmen Sie bei jeder Hauptmahlzeit hochwertiges Protein zu sich. Es fördert die Sättigung, stärkt das Immunsystem, unterstützt die Hormonproduktion, sorgt für gesunde Haut, Haare und Nägel und reduziert Heißhunger auf Süßes.
- Machen Sie täglich 5 bis 15 Minuten spezielle Core- und Kräftigungsübungen für die weibliche Gesundheit. Sie fördern die Durchblutung im Becken, stärken die Beckenbodenmuskulatur, beugen Inkontinenz und Organabsenkungen vor und steigern Ihre Libido.
- Bauen Sie täglich mindestens 10 Minuten moderate Bewegung in den Alltag ein, z. B. Treppensteigen, flottes Spazierengehen oder Seilspringen. Das stärkt die Mitochondrien-Gesundheit.

Sie entscheiden selbst, was für Sie funktioniert. Wichtig ist nur: Bleiben Sie konsequent. Überlegen Sie sich auch eine Belohnung, die Sie sich selbst gönnen möchten, wenn Sie es geschafft haben.

Nutzen Sie die Kraft des sozialen Umfelds

Auch die soziale Unterstützung ist ein entscheidender Hebel für nachhaltige Verhaltensänderungen. Menschen, die Sie stärken, ermutigen und vielleicht sogar gemeinsam mit Ihnen an ihren eigenen Zielen arbeiten. Suchen Sie sich Ihre persönliche Motivationsgruppe. Ob eine verlässliche Trainingspartnerin, ein motiviertes Familienmitglied oder ein kollegiales Gesundheitsnetzwerk – wer sich regelmäßig austauscht, profitiert von gegenseitiger Verantwortung und bleibt länger am Ball.

→ **Für Sie:** Überlegen Sie konkret, wer in Ihrem Umfeld Sie aktiv begleiten, inspirieren oder sogar mitziehen könnte – und welche Form der Unterstützung für Sie am wirkungsvollsten ist:

____

____

____

____

____

____

Mein Gewohnheitstracker für 14 Tage

Meine täglichen Gewohnheiten	1	2	3	4	5	6	7	8	9	10	11	12	13	14
täglich mind. 10 Minuten moderate Bewegung														

Meine Belohnung: ______________________________

Wichtige Learnings aus diesem Ratgeber

In diesem Ratgeber haben Sie umfassend erfahren, was es mit dem Hormonbauch auf sich hat – einem Phänomen, das viele Frauen in der Perimenopause und den Wechseljahren betrifft.

Sie haben erkannt, dass der Hormonbauch nicht ausschließlich durch hormonelle Umstellungen entsteht. Er ist die sichtbare Spitze eines Eisbergs, unter dem jahrelange Alterungsprozesse und Lebensstilfaktoren liegen. Sie verstehen nun die Bedeutung des altersbedingten Muskelabbaus und wissen, wie unbewusste Ernährungsfehler und fehlendes Krafttraining den Muskelabbau schleichend fördern.

Es geht um mehr als nur Ästhetik

Sie haben gelernt, dass es sich beim Hormonbauch nicht nur um ein ästhetisches Problem handelt, sondern um ein echtes Symptom tiefgreifender körperlicher Veränderungen. Viszerales Fett wirkt hormonaktiv, schüttet Entzündungsfaktoren aus und beeinflusst Herz-Kreislauf, Knochen, Muskeln, Gehirn, Schilddrüse und Mikrobiom. Treiber sind vermeidbare Faktoren: Der fortschreitende Verlust von Muskel- und Knochenmasse senkt den Grundumsatz – die bisher gewohnte Ernährung erzeugt dadurch einen Kalorienüberschuss und begünstigt Bauchfett. Hinzu kommen Ernährungsfehler wie zu wenig Protein, unregelmäßige Mahlzeiten und versteckte Kalorien, sodass Sie Ihren Bedarf überschreiten, obwohl es subjektiv nicht so wirkt. Dauerstress und schlechter Schlaf belasten zusätzlich den Hormonhaushalt, steigern den Appetit und fördern die Fettspeicherung im Bauch. Mit diesem Verständnis kennen Sie die tieferliegenden Ursachen – und können gezielt gegensteuern.

Die Säulen Ihrer Therapie

Sie kennen jetzt die anerkannten Therapiesäulen:

- die menopausale Hormontherapie, die individuell eingesetzt werden kann,
- die Ernährungstherapie mit klaren Prinzipien für die Gestaltung und Verteilung der Hauptmahlzeiten,
- gezielte Bewegung speziell für Frauen ab 50 und schließlich
- die Stressregulation.

Ergänzend kommt die integrative Medizin hinzu. Diese macht Mikronährstofftherapie und pflanzliche Therapie zu weiteren Möglichkeiten ganzheitlicher Behandlung und Achtsamkeit.

Aber das ist erst der Anfang

Die Inhalte dieses Ratgebers beruhen auf aktuellen wissenschaftlichen Erkenntnissen und meiner beruflichen Expertise aus der Patientenarbeit mit mehr als 2000 Einzelberatungen. An dieser Stelle ermutige ich Sie: Nehmen Sie den Hormonbauch ernst und nehmen Sie Ihre Gesundheit selbst in die Hand. Ordnen Sie Ihre Prioritäten neu und setzen Sie die Empfehlungen aus diesem Ratgeber um.

Alles, was Sie bis hierhin gelesen haben, ist jedoch nur die Spitze eines Eisbergs – ein kleiner Einblick in die ganzheitliche Strategie, mit der ich in meiner Privatpraxis Patientinnen in den Wechseljahren zu mehr Balance, Resilienz, Wohlbefinden und einem flacheren Bauch begleite.

Ich würde mich freuen, auch Sie in dieser Lebensphase zu begleiten – mit einem umfassenden 360°-Check-up und Ihrem persönlichen Handlungsplan. Durch regelmäßige Kontrolltermine und enge Begleitung gehe ich auf Ihre Bedürfnisse und Fragen ein und lege mit Ihnen ein tragfähiges Fundament für die nächsten Jahrzehnte.

Sie wären mit Ihren Fragen nicht mehr allein und hätten eine feste Ansprechpartnerin für Gesundheit und Wechseljahre – eine Ärztin, die sich Zeit nimmt, neue Befunde und Gesundheitsdaten mit Ihnen genau zu besprechen, damit Sie zunehmend zur Chefin Ihrer Gesundheit werden und sich sicher und selbstbewusst fühlen. Eine medizinische Begleitung, die Sie als ganzen Menschen sieht, bei Empfehlungen Ihre Begleiterkrankungen und Ihre Wünsche berücksichtigt. Eine Ärztin, die mit Ihnen die in diesem Buch beschriebenen Schritte umsetzt, um den Hormonbauch ganzheitlich anzugehen. Wie klingt das für Sie? Ist das genau das, was Sie sich für sich wünschen?

–› Für Sie: Ihre Chance: Jetzt aktiv werden

- Gehen Sie auf meine Website (Seite 173).
- Buchen Sie Ihr erstes Analysegespräch als 1:1-Online-Gespräch.
- Bringen Sie Ihre Notizen und Fragen mit; erfahren Sie, wie ein personalisierter 360°-Check-up und Ihr individueller Handlungsplan gegen den Hormonbauch in Ihrem Fall aussehen.

In 60 Minuten erhalten Sie Klarheit und eine auf Sie abgestimmte Gesundheitsstrategie.

Eine neue Art der Patientinnen-Arzt-Beziehung

Das ist meine Vision von einer neuen Patientinnen-Arzt-Beziehung. Nicht mehr 5-Minuten-Gespräche einmal im Jahr, sondern tiefere Betreuung, bei der ich mir für Sie viel Zeit nehmen kann und wir gemeinsam eng an Ihrer Gesundheit arbeiten.

Sie verfügen jetzt über das Wissen und die Werkzeuge, um fundierte Entscheidungen für sich selbst zu treffen. Sie haben wichtige Orientierung für eine Lebensphase gewonnen. Jetzt ist es an der Zeit, loszulegen.

Bleiben Sie gesund und vielen Dank für Ihr Vertrauen,

Ihre Dr. Schelle
Ärztin und strategische Gesundheitsberaterin für Frauen 40+

Service

Quellenangaben

1 Bairey Merz CN, Andersen H, Sprague E, Burns A, Keida M, Walsh MN, Greenberger P, Campbell S, Pollin I, McCullough C, Brown N, Jenkins M, Redberg R, Johnson P, Robinson B. Knowledge, Attitudes, and Beliefs Regarding Cardiovascular Disease in Women: The Women's Heart Alliance. J Am Coll Cardiol. 2017 Jul 11;70(2):123–132. doi: 10.1016/j.jacc.2017.05.024. Epub 2017 Jun 22. Erratum in: J Am Coll Cardiol. 2017 Aug 22;70(8):1106–1107. doi: 10.1016/j.jacc.2017.07.721. PMID: 28648386

2 Davis SR, Castelo-Branco C, Chedraui P, Lumsden MA, Nappi RE Shah D, Villaseca P; Writing Group of the International Menaupause Society for World Mensopause Day 2012. Understanding weight gain at menopause. Climacteric. 2012 Oct;15(5):419–29

3 Deutsche Gesellschaft für Ernährung (DGE), Österreichische Gesellschaft für Ernährung (ÖGE), Schweizerische Gesellschaft für Ernährung (SGE) (Hrsg.): Energie. In: Referenzwerte für die Nährstoffzufuhr. Bonn: 2. Auflage, 1. Ausgabe (2015)

4 Karppinen JE, Wiklund P, Ihalainen JK, Juppi HK, Isola V, Hyvärinen M, Ahokas EK, Kujala UM, Laukkanen J, Hulmi JJ, Ahtiainen JP, Cheng S, Laakkonen EK. Age But Not Menopausal Status Is Linked to Lower Resting Energy Expenditure. J Clin Endocrinol Metab. 2023 Oct 18;108(11):2789–2797. doi: 10.1210/clinem/dgad321. PMID: 37265230; PMCID: PMC10584005

5 Price SAL, Finch S, Krejany E, Jiang H, Kale A, Domchek S, Wrede D, Wark JD, Hickey M. WHAM-A Prospective Study of Weight and Body Composition After Risk-Reducing Bilateral Salpingo-oophorectomy. J Clin Endocrinol Metab. 2023 Dec 21;109(1):e397-e405. doi: 10.1210/clinem/dgad385. PMID: 37410931; PMCID: PMC10735279

6 Karppinen JE, Wiklund P, Ihalainen JK, Juppi HK, Isola V, Hyvärinen M, Ahokas EK, Kujala UM, Laukkanen J, Hulmi JJ, Ahtiainen JP, Cheng S, Laakkonen EK. Age But Not Menopausal Status Is Linked to Lower Resting Energy Expenditure. J Clin Endocrinol Metab. 2023 Oct 18;108(11):2789–2797. doi: 10.1210/clinem/dgad321. PMID: 37265230; PMCID: PMC10584005

7 Silva TR, Oppermann K, Reis FM et al. Nutrition in Menopausal Women: A Narrative Review. Nutrients 13 (2021) 2149

8 Denby, N. (2023). Menopause: Nutrition and Weight Gain. British Menopause Society. Verfügbar unter: thebms.org.uk/wp-content/uploads/2023/06/19-BMS-TfC-Menopause-Nutrition-and-Weight-Gain-JUNE2023-A.pdf (Zugriff am: 26.08.2025)

9 Lovejoy JC, Champagne CM, de Jonge L, Xie H, Smith SR. Increased visceral fat and decreased energy expenditure during the menopausal transition. Int J Obes (Lond). 2008 Jun;32(6):949–58

10 Bairey Merz CN, Andersen H, Sprague E, Burns A, Keida M, Walsh MN, Greenberger P, Campbell S, Pollin I, McCullough C, Brown N, Jenkins M, Redberg R, Johnson P, Robinson B. Knowledge, Attitudes, and Beliefs Regarding Cardiovascular Disease in Women: The Women's Heart Alliance. J Am Coll Cardiol. 2017 Jul 11;70(2):123–132. doi: 10.1016/j.jacc.2017.05.024. Epub 2017 Jun 22. Erratum in: J Am Coll Cardiol. 2017 Aug 22;70(8):1106–1107. doi: 10.1016/j.jacc.2017.07.721. PMID: 28648386

11 Deutsche Gesellschaft für Ernährung (DGE). Bedeutung von Obst und Gemüse in der Ernährung des Menschen. Verfügbar unter: www.dge.de/wissenschaft/fachinformationen/bedeutung-von-obst-und-gemuese-in-der-ernaehrung-des-menschen/#c4333 (Zugriff am: 26.08.2025)

12 Deutsche Gesellschaft für Ernährung (DGE). Bedeutung von Obst und Gemüse in der Ernährung des Menschen. Verfügbar unter: www.dge.de/wissenschaft/fachinformationen/bedeutung-von-obst-und-gemuese-in-der-ernaehrung-des-menschen/#c4333 (Zugriff am: 26.08.2025)

13 Deutsche Gesellschaft für Ernährung (DGE). Regelmäßig Fisch auf den Tisch. In: Pressemitteilungen der DGE. Verfügbar unter: www.dge.de/presse/meldungen/2011–2018/weniger-fleisch-auf-dem-teller-schont-das-klima/dge-empfiehlt-auf-fettmenge-und-qualitaet-achten/regelmaessig-fisch-auf-den-tisch/ (Zugriff am: 26.08.2025)

14 Hahn A, Ströhle A, Wolters M (Hrsg.): Ernährung – Physiologische Grundlagen, Prävention, Therapie. 4. Auflage. Stuttgart: Wissenschaftliche Verlagsgesellschaft Stuttgart, 2021, S. 99.

15 Deutsche Gesellschaft für Ernährung (DGE). FAQ: Eisen – Was sollte man über Eisen wissen? Verfügbar unter: www.dge.de/gesunde-ernaehrung/faq/eisen/ (Zugriff am: 26.08.2025)

16 Deutsche Gesellschaft für Ernährung (DGE). FAQ: Folat – Welche Bedeutung hat Folat in der Ernährung? Verfügbar unter: www.dge.de/gesunde-ernaehrung/faq/folat/ (Zugriff am: 26.08.2025)

17 Bundesministerium für Ernährung und Landwirtschaft (BMEL). DEGS-Studie zur Jodversorgung: Deutschland ist ein Jodmangelgebiet. Verfügbar unter: www.bmel.de/DE/themen/ernaehrung/gesunde-ernaehrung/degs-jod-studie.html (Zugriff am: 26.08.2025)

18 Max Rubner-Institut (MRI). Nationale Verzehrsstudie II – Ergebnisbericht, Teil 2: Lebensmittel- und Nährstoffaufnahme in Deutschland. Karlsruhe: Bundesforschungsinstitut für Ernährung und Lebensmittel, 2008. Verfügbar unter: www.mri.bund.de/fileadmin/MRI/Institute/EV/NVSII_Abschlussbericht_Teil_2.pdf (Zugriff am: 26.08.2025)

19 Max Rubner-Institut (MRI). Nationale Verzehrsstudie II – Ergebnisbericht, Teil 2: Lebensmittel- und Nährstoffaufnahme in Deutschland. Karlsruhe: Bundesforschungsinstitut für Ernährung und Lebensmittel, 2008. Verfügbar unter: www.mri.bund.de/fileadmin/MRI/Institute/EV/NVSII_Abschlussbericht_Teil_2.pdf (Zugriff am: 15.09.2025)

20 Max Rubner-Institut (MRI). Nationale Verzehrsstudie II – Ergebnisbericht, Teil 2: Lebensmittel- und Nährstoffaufnahme in Deutschland. Karlsruhe: Bundesforschungsinstitut für Ernährung und Lebensmittel, 2008. Verfügbar unter: www.mri.bund.de/fileadmin/MRI/Institute/EV/NVSII_Abschlussbericht_Teil_2.pdf (Zugriff am: 15.09.2025)

21 Robert Koch-Institut (RKI). Zuckerhaltige Erfrischungsgetränke – Konsum in Deutschland. In: Diabetes-Surveillance – Ein Projekt des RKI. Verfügbar unter: diabsurv.rki.de/Webs/Diabsurv/DE/diabetes-in-deutschland/1-07_Zuckerhaltige_Erfrischungsgetraenke.html (Zugriff am: 26.08.2025)

22 Robert Koch-Institut (RKI). Zuckerhaltige Erfrischungsgetränke – Konsum in Deutschland. In: Diabetes-Surveillance – Ein Projekt des RKI. Verfügbar unter: diabsurv.rki.de/Webs/Diabsurv/DE/diabetes-in-deutschland/1-07_Zuckerhaltige_Erfrischungsgetraenke.html (Zugriff am: 26.08.2025)

23 Handgraaf S, Dusaulcy R, Visentin F, Philippe J, Gosmain Y. 17-β Estradiol regulates proglucagon-derived peptide secretion in mouse and human α- and L cells. JCI Insight. 2018 Apr 5;3(7):e98569. doi: 10.1172/jci.insight.98569. PMID: 29618657; PMCID: PMC5928861

24 Bairey Merz CN, Andersen H, Sprague E, Burns A, Keida M, Walsh MN, Greenberger P, Campbell S, Pollin I, McCullough C, Brown N, Jenkins M, Redberg R, Johnson P, Robinson B. Knowledge, Attitudes, and Beliefs Regarding Cardiovascular Disease in Women: The Women's Heart Alliance. J Am Coll Cardiol. 2017 Jul 11;70(2):123–132. doi: 10.1016/j.jacc.2017.05.024. Epub 2017 Jun 22. Erratum in: J Am Coll Cardiol. 2017 Aug 22;70(8):1106–1107. doi: 10.1016/j.jacc.2017.07.721. PMID: 28648386

25 Karppinen JE, Wiklund P, Ihalainen JK, Juppi HK, Isola V, Hyvärinen M, Ahokas EK, Kujala UM, Laukkanen J, Hulmi JJ, Ahtiainen JP, Cheng S, Laakkonen EK. Age But Not Menopausal Status Is Linked to Lower Resting Energy Expenditure. J Clin Endocrinol Metab. 2023 Oct 18;108(11):2789–2797. doi: 10.1210/clinem/dgad321. PMID: 37265230; PMCID: PMC10584005

26 Bairey Merz CN, Andersen H, Sprague E, Burns A, Keida M, Walsh MN, Greenberger P, Campbell S, Pollin I, McCullough C, Brown N, Jenkins M, Redberg R, Johnson P, Robinson B. Knowledge, Attitudes, and Beliefs Regarding Cardiovascular Disease in Women: The Women's Heart Alliance. J Am Coll Cardiol. 2017 Jul 11;70(2):123–132. doi: 10.1016/j.jacc.2017.05.024. Epub 2017 Jun 22. Erratum in: J Am Coll Cardiol. 2017 Aug 22;70(8):1106–1107. doi: 10.1016/j.jacc.2017.07.721. PMID: 28648386

27 Zhang C, Feng X, Zhang X, Chen Y, Kong J, Lou Y. Forschungsfortschritte zur Korrelation zwischen Östrogen und Östrogenrezeptor bei postmenopausaler Sarkopenie. Front-Endocrinol (Lau-

sanne). 2024 Nov 21;15:1494972. doi: 10.3389/fendo.2024.1494972. PMID: 39640884; PMCID: PMC11617174

28 Davis SR, Castelo-Branco C, Chedraui P, Lumsden MA, Nappi RE Shah D, Villaseca P; Writing Group of the International Menaupause Society for World Mensopause Day 2012. Unterstanding weight gain at menopause. Climacteric. 2012 Oct;15(5):419–29

29 Marlatt KL, Pitynski-Miller DR, Gavin KM, et al. Body composition and cardiometabolic health across the menopause transition. Obesity (Silver Spring). 2022; 30: 14–27. doi.org/10.1002/oby.23289 (Zugriff am: 26.08.2025)

30 Ko SH, Jung Y. Energy Metabolism Changes and Dysregulated Lipid Metabolism in Postmenopausal Women. Nutrients. 2021 Dec 20;13(12):4556. doi: 10.3390/nu13124556. PMID: 34960109; PMCID: PMC8704126

31 Mitchell WK, Williams J, Atherton P, Larvin M, Lund J, Narici M. Sarcopenia, dynapenia, and the impact of advancing age on human skeletal muscle size and strength; a quantitative review. Front Physiol. 2012 Jul 10;3:260. doi:10.3389/fphys.2012.00260

32 Conforto R, Rizzo V, Russo R, Mazza E, Maurotti S, Pujia C, Succurro E, Arturi F, Ferro Y, Sciacqua A, Pujia A, Montalcini T. Advances in body composition and gender differences in susceptibility to frailty syndrome: Role of osteosarcopenic obesity. Metabolism. 2024 Dec;161:156052. doi: 10.1016/j.metabol.2024.156052. Epub 2024 Oct 28. PMID: 39490438

33 Lee JY, Lee DC. Muscle strength and quality are associated with severity of menopausal symptoms in peri- and post-menopausal women. Maturitas. 2013;76:88–94. doi: 10.1016/j.maturitas.2013.06.007

34 Palacios S, Chedraui P, Sánchez-Borrego R, Coronado P, Nappi R E. Obesity and menopause. (2024) Gynecological Endocrinology, 40(1) doi.org/10.1080/09513590.2024.2312885 (Zugriff am: 26.08.2025).

35 Sun Y, Liu B, Snetselaar LG, Wallace RB, Caan BJ, Rohan TE, Neuhouser ML, Shadyab AH, Chlebowski RT, Manson JE, et al. Association of normal-weight central obesity with all-cause and cause-specific mortality among postmenopausal women. JAMA Netw Open. 2019;2:e197337. doi: 10.1001/jamanetworkopen.2019.7337

36 Ozato N, Saitou S, Yamaguchi T, Katashima M, Misawa M, Jung S, Mori K, Kawada H, Katsuragi Y, Mikami T, Nakaji S. Association between Visceral Fat and Brain Structural Changes or Cognitive Function. Brain Sci. 2021 Aug 4;11(8):1036. doi: 10.3390/brainsci11081036. PMID: 34439655; PMCID: PMC8391376

37 Cereda E, Sansone V, Meola G, Malavazos AE. Increased visceral adipose tissue rather than BMI as a risk factor for dementia. Age Ageing. 2007 Sep;36(5):488–91. doi: 10.1093/ageing/afm096. Epub 2007 Jul 26. PMID: 17656423

38 Al-kuraishy HM, Al-Gareeb AI, Alsayegh AA, Hakami ZH, Khamjan NA, Saad HM, Batiha GE, De Waard M. A Potential Link Between Visceral Obesity and Risk of Alzheimer's Disease. Neurochemical Research 2022; 48, 745–766

39 Cho J, Seo S, Kim W, Kim C, Noh Y. Association Between Visceral Fat and Brain Cortical Thickness in the Elderly: A Neuroimaging Study. Frontiers in Aging Neuroscience 2021; 13

40 Dolatshahi M, Commean PK, Nguyen C, Ippolito JE, Benzinger TL, Raji CA. Visceral Abdominal Adipose Tissue and Insulin Resistance Respectively Influence Alzheimer Disease Amyloid Pathology and Neurodegeneration in Midlife. Alzheimer's & Dementia 2021; 19

41 Davis SR, Castelo-Branco C, Chedraui P, Lumsden MA, Nappi RE Shah D, Villaseca P; Writing Group of the International Menaupause Society for World Mensopause Day 2012. Unterstanding weight gain at menopause. Climacteric. 2012 Oct;15(5):419–29

42 Smith GI et al. Testosterone and progesterone, but not estradiol, stimulate muscle protein synthesis in postmenopausal women. *J Clin Endocrinol Metab.* 2014;99(1):256–265

43 Mao L, Wang L, Bennett S, Xu J, Zou J. Effects of follicle-stimulating hormone on fat metabolism and cognitive impairment in women during menopause. Front Physiol. 2022 Dec 5;13:1043237. doi: 10.3389/fphys.2022.1043237. PMID: 36545281; PMCID: PMC9760686.

44 Nam JS, Cho M, Park JS, Ahn CW, Cha BS, Lee EJ, Lim SK, Kim KR, Lee HC. Triiodothyronine level predicts visceral obesity and atherosclerosis

in euthyroid, overweight and obese subjects: T3 and visceral obesity. Obes Res Clin Pract. 2010 Oct-Dec;4(4):e247–342. doi: 10.1016/j.orcp.2010.08.003. PMID: 24345698

45 Liaquat M, Minihane AM, Vauzour D, Pontifex MG. The gut microbiota in menopause: Is there a role for prebiotic and probiotic solutions? Post Reproductive Health. 2025;0(0). doi:10.1177/20533691251340491 (Zugriff am: 26.08.2025)

46 Bavaresco A, Mazzeo P, Lazzara M, Barbot M. Adipose tissue in Kortisol excess: What Cushing's syndrome can teach us? Biochem Pharmacol. 2024 May;223:116137. doi: 10.1016/j.bcp.2024.116137. Epub 2024 Mar 15. PMID: 38494065

47 Salari N, Hasheminezhad R, Hosseinian-Far A, Rasoulpoor S, Assefi M, Nankali S, Nankali A, Mohammadi M. Global prevalence of sleep disorders during menopause: a meta-analysis. Sleep Breath. 2023 Oct;27(5):1883–1897. doi: 10.1007/s11325–023–02793–5. Epub 2023 Mar 9. PMID: 36892796; PMCID: PMC9996569

48 Nagai M, Hoshide S, Kario K. Sleep duration as a risk factor for cardiovascular disease- a review of the recent literature. Curr Cardiol Rev. 2010 Feb;6(1):54–61. doi: 10.2174/157340310790231635. PMID: 21286279; PMCID: PMC2845795

49 Singh P, Beyl RA, Stephens JM, Richard AJ, Boudreau A, Caitlin Hebert R, Noland RC, Burk DH, Ghosh S, Staszkiewicz J, Michael Salbaum J, Broussard JL, St-Onge MP, Ravussin E, Marlatt KL. Shortened sleep duration impairs adipose tissue adrenergic stimulation of lipolysis in postmenopausal women. Obesity (Silver Spring). 2024 Dec;32(12):2264–2274. doi: 10.1002/oby.24162. Epub 2024 Oct 27. PMID: 39462901; PMCID: PMC11598667

50 Grant LK, Coborn JE, Cohn A, Nathan MD, Scheer FAJL, Klerman EB, Kaiser UB, Harder J, Abramson M, Elguenaoui E, Russell JA, Wiley A, Rahman SA, Joffe H. Sleep Fragmentation and Estradiol Suppression Decrease Fat Oxidation in Premenopausal Women. J Clin Endocrinol Metab. 2022 Jul 14;107(8):e3167-e3176. doi: 10.1210/clinem/dgac313. PMID: 35569055; PMCID: PMC9282266

51 Wu KC, Schwarz DM. Eine Perspektive auf postmenopausalen Knochenverlust mit Alterung. Journal of Bone and Mineral Research, Band 37, Ausgabe 2, 2022; Seiten 171–172, doi.org/10.1002/jbmr.4499 (Zugriff am: 26.08.2025)

52 Hahn A, Ströhle A, Wolters M (Hrsg.). Ernährung – Physiologische Grundlagen, Prävention, Therapie. 4. Auflage. Stuttgart: Wissenschaftliche Verlagsgesellschaft Stuttgart, 2021, S. 99

53 Piatek S, Wex T, Adolf D et al. Präventive Knochendichtemessung bei postmenopausalen Frauen. Unfallchirurg 2013; 116, 596–601. doi.org/10.1007/s00113–012–2169–0 (Zugriff am: 26.08.2025)

54 Nickel B, Moynihan R, Gram EG et al. Social Media Posts About Medical Tests With Potential for Overdiagnosis. JAMA Netw Open. 2025;8(2):e2461940. doi:10.1001/jamanetworkopen.2024.61940

55 Deutsche Gesellschaft für Endokrinologie (DGE). Bequem, aber unsicher: DGE rät von Hormon-Selbsttests für zu Hause ab. Pressemitteilung vom 30.10.2024. Verfügbar unter: www.endokrinologie.net/pressemitteilung/dge-raet-von-hormon-selbsttests-ab.php (Zugriff am: 26.08.2025)

56 Deutsche Gesellschaft für Gynäkologie und Geburtshilfe (DGGG), Österreichische Gesellschaft für Gynäkologie und Geburtshilfe (OEGGG), Schweizerische Gesellschaft für Gynäkologie und Geburtshilfe (SGGG). S3-Leitlinie: Peri- und Postmenopause – Diagnostik und Interventionen. Version 1.1, Stand: Januar 2020, inklusive Addendum vom September 2020. AWMF-Register-Nr. 015–062. Verfügbar unter: register.awmf.org/assets/guidelines/015–062l_S3_HT_Peri-Postmenopause-Diagnostik-Interventionen_2021–01.pdf (Zugriff am: 26.08.2025)

57 Panay N, Ang SB, Cheshire R, Goldstein SR, Maki P, Nappi RE, im Namen des Vorstands der International Menopause Society. Menopause and MHT in 2024: Addressing the Key Controversies – An International Menopause Society White Paper. Climacteric, 27(5), 441–457. DOI: 10.1080/13697137.2024.2394950. Verfügbar unter: www.imsociety.org/wp-content/uploads/2024/10/Menopause-and-MHT-in-2024-addressing-the-key-controversies-an-International-Menopause-Society-White-Paper-1.pdf (Zugriff am: 26.08.2025)

58 Robert Koch-Institut (RKI). Zuckerhaltige Erfrischungsgetränke – Konsum in Deutschland. In: Diabetes-Surveillance – Ein Projekt des RKI. Verfügbar unter: diabsurv.rki.de/Webs/Diabsurv/DE/diabetes-in-deutschland/1-07_Zuckerhaltige_Erfrischungsgetraenke.html (Zugriff am: 26.08.2025)

59 Gerdts E et al. European Heart Journal, Volume 43, Issue 46, 7 December 2022, 4777–4788 Ji H et al, JAMA Cardiol. 2020;5(3):255–262

60 Ruan X, Mueck AO. How to Reduce the Main Risk of Menopausal Hormone Therapy (MHT, HRT, HT). American Journal of Biomedical Science & Research, 2020; 11(3), 201–202. DOI: 10.34297/AJBSR.2020.11.001623. Verfügbar unter: biomedgrid.com/fulltext/volume11/how-to-reduce-the-main-risk-of-menopausal-hormone-therapy.001623.php (Zugriff am: 26.08.2025)

61 Kanis JA, Norton N, Harvey NC, Jacobson T, Johansson H, Lorentzon M, McCloskey EV, Willers C, Borgström F. SCOPE 2021: a new scorecard for osteoporosis in Europe. Arch Osteoporos. 2021 Jun 2;16(1):82. doi: 10.1007/s11657-020-00871-9. PMID: 34080059; PMCID: PMC8172408. Verfügbar unter: pubmed.ncbi.nlm.nih.gov/34080059/ (Zugriff am: 26.08.2025)

62 Bae JM, Yoon BK. The Role of Menopausal Hormone Therapy in Reducing All-cause Mortality in Postmenopausal Women Younger than 60 Years: An Adaptive Meta-analysis. J Menopausal Med. 2018 Dec;24(3):139–142. doi.org/10.6118/jmm.2018.24.3.139 (Zugriff am: 26.08.2025)

63 Bae JM, Yoon BK. The Role of Menopausal Hormone Therapy in Reducing All-cause Mortality in Postmenopausal Women Younger than 60 Years: An Adaptive Meta-analysis. J Menopausal Med. 2018 Dec;24(3):139–142. doi.org/10.6118/jmm.2018.24.3.139 (Zugriff am: 26.08.2025)

64 Ikeda K, Horie-Inoue K, Inoue S. Functions of estrogen and estrogen receptor signaling on skeletal muscle. J Steroid Biochem Mol Biol. 2019 Jul;191:105375. doi: 10.1016/j.jsbmb.2019.105375. Epub 2019 May 5. PMID: 31067490

65 Ikeda K, Horie-Inoue K, Inoue S. Functions of estrogen and estrogen receptor signaling on skeletal muscle. J Steroid Biochem Mol Biol. 2019 Jul;191:105375. doi: 10.1016/j.jsbmb.2019.105375. Epub 2019 May 5. PMID: 31067490

66 Mercurio G, Giacco A, Scopigno N, Vigliotti M, Goglia F, Cioffi F, Silvestri E. Mitochondria at the Crossroads: Linking the Mediterranean Diet to Metabolic Health and Non-Pharmacological Approaches to NAFLD. Nutrients. 2025 Mar 30;17(7):1214. doi: 10.3390/nu17071214. PMID: 40218971; PMCID: PMC11990101

67 Zelicha H, Kloting N, Kaplan A, Yaskolka Meir A, Rinott E, Tsaban G, Chassidim Y, Bluher M, Ceglarek U, Isermann B, Stumvoll M, Quayson RN, von Bergen M, Engelmann B, Rolle-Kampczyk UE, Haange SB, Tuohy KM, Diotallevi C, Shelef I, Hu FB, Stampfer MJ, Shai I. The effect of high-polyphenol Mediterranean diet on visceral adiposity: the DIRECT PLUS randomized controlled trial. BMC Med. 2022 Sep 30;20(1):327. doi: 10.1186/s12916-022-02525-8. PMID: 36175997; PMCID: PMC9523931

68 Goldberg DT, Yaskolka Meir A, Tsaban G, Rinott E, Kaplan A, Zelicha H, Klöting N, Ceglarek U, Iserman B, Shelef I, Rosen P, Blüher M, Stumvoll M, Etzion O, Stampfer MJ, Hu FB, Shai I. Novel proteomic signatures may indicate MRI-assessed intrahepatic fat state and changes: The DIRECT PLUS clinical trial. Hepatology. 2025 Jan 1;81(1):198–211. doi: 10.1097/HEP.0000000000000867. Epub 2024 Mar 27. PMID: 38537153; PMCID: PMC11643130

69 Hoffmann A, Meir AY, Hagemann T, Czechowski P, Müller L, Engelmann B, Haange SB, Rolle-Kampczyk U, Tsaban G, Zelicha H, Rinott E, Kaplan A, Shelef I, Stumvoll M, Blüher M, Liang L, Ceglarek U, Isermann B, von Bergen M, Kovacs P, Keller M, Shai I. A polyphenol-rich green Mediterranean diet enhances epigenetic regulatory potential: the DIRECT PLUS randomized controlled trial. Metabolism. 2023 Aug;145:155594. doi: 10.1016/j.metabol.2023.155594. Epub 2023 May 24. PMID: 37236302

70 Pachter D, Kaplan A, Tsaban G, Zelicha H, Meir AY, Rinott E, Levakov G, Salti M, Yovell Y, Huhn S, Beyer F, Witte V, Kovacs P, von Bergen M, Ceglarek U, Blüher M, Stumvoll M, Hu FB, Stampfer MJ, Friedman A, Shelef I, Avidan G, Shai I.

Glycemic control contributes to the neuroprotective effects of Mediterranean and green-Mediterranean diets on brain age: the DIRECT PLUS brain-magnetic resonance imaging randomized controlled trial. Am J Clin Nutr. 2024 Nov;120(5):1029–1036. doi: 10.1016/j.ajcnut.2024.09.013. Epub 2024 Sep 14. PMID: 39284453

71 Yaskolka Meir A, Keller M, Hoffmann A, Rinott E, Tsaban G, Kaplan A, Zelicha H, Hagemann T, Ceglarek U, Isermann B, Shelef I, Blüher M, Stumvoll M, Li J, Haange SB, Engelmann B, Rolle-Kampczyk U, von Bergen M, Hu FB, Stampfer MJ, Kovacs P, Liang L, Shai I. The effect of polyphenols on DNA methylation-assessed biological age attenuation: the DIRECT PLUS randomized controlled trial. BMC Med. 2023 Sep 25;21(1):364. doi: 10.1186/s12916–023–03067–3. PMID: 37743489; PMCID: PMC10519069

72 Alufer L, Tsaban G, Rinott E, Kaplan A, Meir AY, Zelicha H, Ceglarek U, Isermann B, Blüher M, Stumvoll M, Stampfer MJ, Shai I. Long-term green-Mediterranean diet may favor fasting morning Kortisol stress hormone; the DIRECT-PLUS clinical trial. Front Endocrinol (Lausanne). 2023 Nov 14;14:1243910. doi: 10.3389/fendo.2023.1243910. PMID: 38034010; PMCID: PMC10682947

73 Tsaban G, Yaskolka Meir A, Zelicha H, Rinott E, Kaplan A, Shalev A, Katz A, Brikner D, Blüher M, Ceglarek U, Stumvoll M, Stampfer MJ, Shai I. Diet-Induced Fasting Ghrelin Elevation Reflects the Recovery of Insulin Sensitivity and Visceral Adiposity Regression. J Clin Endocrinol Metab. 2022 Jan 18;107(2):336–345. doi: 10.1210/clinem/dgab681. PMID: 34643713

74 Cereda E, Sansone V, Meola G, Malavazos AE. Increased visceral adipose tissue rather than BMI as a risk factor for dementia. Age Ageing. 2007 Sep;36(5):488–91. doi: 10.1093/ageing/afm096. Epub 2007 Jul 26. PMID: 17656423

75 Rinaldi de Alvarenga JF, Quifer-Rada P, Francetto Juliano F, Hurtado-Barroso S, Illan M, Torrado-Prat X, Lamuela-Raventós RM. Using Extra Virgin Olive Oil to Cook Vegetables Enhances Polyphenol and Carotenoid Extractability: A Study Applying the *sofrito* Technique. Molecules. 2019; 24(8):1555. doi.org/10.3390/molecules24081555

76 Vallverdú-Queralt A, de Alvarenga JF, Estruch R, Lamuela-Raventos RM. Bioactive compounds present in the Mediterranean sofrito. Food Chem. 2013 Dec 15;141(4):3365–72. doi: 10.1016/j.foodchem.2013.06.032. Epub 2013 Jun 14. PMID: 23993494

77 Hurtado-Barroso S, Martínez-Huélamo M, Rinaldi de Alvarenga JF, Quifer-Rada P, Vallverdú-Queralt A, Pérez-Fernández S, Lamuela-Raventós RM. Acute Effect of a Single Dose of Tomato *Sofrito* on Plasmatic Inflammatory Biomarkers in Healthy Men. Nutrients. 2019 Apr 15;11(4):851. doi: 10.3390/nu11040851. PMID: 30991720; PMCID: PMC6520770.

78 Sandoval V, Rodríguez-Rodríguez R, Martínez-Garza Ú, Rosell-Cardona C, Lamuela-Raventós RM, Marrero PF, Haro D, Relat J. Mediterranean Tomato-Based Sofrito Sauce Improves Fibroblast Growth Factor 21 (FGF21) Signaling in White Adipose Tissue of Obese ZUCKER Rats. Mol Nutr Food Res. 2018 Feb;62(4). doi: 10.1002/mnfr.201700606. Epub 2018 Jan 30. PMID: 29266852

79 Rodriguez-Rodriguez R, Jiménez-Altayó F, Alsina L, Onetti Y, Rinaldi de Alvarenga JF, Claro C, Ogalla E, Casals N, Lamuela-Raventos RM. Mediterranean tomato-based sofrito protects against vascular alterations in obese Zucker rats by preserving NO bioavailability. Mol Nutr Food Res. 2017 Sep;61(9). doi: 10.1002/mnfr.201601010. Epub 2017 Apr 5. PMID: 28319651

80 Desai G, Schelske-Santos M, Nazario C M, Rosario-Rosado R V, Mansilla-Rivera I, Ramírez-Marrero F, Mu, L. Zwiebel- und Knoblauchaufnahme und Brustkrebs, eine Fall-Kontroll-Studie in Puerto Rico. Ernährung und Krebs 2019; *72*(5), 791–800. doi.org/10.1080/01635581.2019.165 1349

81 Hashemi Javaheri FS, Nasiri Jounaghani M, Sahebkar A, Norouzzadeh M, Delgarm P, Shahinfar H, Mirdar Harijani A. The effect of fermented dairy intake and abdominal obesity in adults: a systematic review and dose-response meta-analysis of cohort studies. Eat Weight Disord. 2025 Mar 7;30(1):23. doi: 10.1007/s40519–025–01733–4. PMID: 40055253; PMCID: PMC11889060.

82 Chen Y, Feng R, Yang X, Dai J, Huang M, Ji X, Li Y, Okekunle AP, Gao G, Onwuka JU, Pang X, Wang C, Li C, Li Y, Sun C. Yogurt improves insulin resistance and liver fat in obese women with nonalcoholic fatty liver disease and metabolic syndrome: a randomized controlled trial. Am J Clin Nutr. 2019 Jun 1;109(6):1611–1619. doi: 10.1093/ajcn/nqy358. PMID: 31136662.

83 Liaquat M, Minihane AM, Vauzour D, Pontifex MG. The gut microbiota in menopause: Is there a role for prebiotic and probiotic solutions? Post Reproductive Health. 2025;0(0). doi.org/10.1177/20533691251340491

84 Layman, D.K. Dietary Guidelines should reflect new understandings about adult protein needs. Nutr Metab (Lond) 6, 12 (2009); doi.org/10.1186/1743–7075–6-12

85 Arciero PJ, Ormsbee MJ, Gentile CL, Nindl BC, Brestoff JR, Ruby M. Increased protein intake and meal frequency reduces abdominal fat during energy balance and energy deficit. Obesity (Silver Spring). 2013 Jul;21(7):1357–66. doi: 10.1002/oby.20296. Epub 2013 May 23. PMID: 23703835

86 Layman, D.K. Dietary Guidelines should reflect new understandings about adult protein needs. Nutr Metab (Lond) 6, 12 (2009); doi.org/10.1186/1743–7075–6-12

87 Weber AM, Pascale N, Gu F, Ryan EP, Respondek F. Nutrition and health effects of pectin: A systematic scoping review of human intervention studies. Nutrition Research Reviews. 2025;38(1):306–323. doi:10.1017/S0954422424000180

88 Larsen N, Bussolo de Souza C, Krych L, Barbosa Cahú T, Wiese M, Kot W, Hansen KM, Blennow A, Venema K, Jespersen L. Potential of Pectins to Beneficially Modulate the Gut Microbiota Depends on Their Structural Properties. Front Microbiol. 2019 Feb 15;10:223. doi: 10.3389/fmicb.2019.00223. PMID: 30828323; PMCID: PMC6384267

89 Blanco-Pérez F, Steigerwald H, Schülke S, Vieths S, Toda M, Scheurer S. The Dietary Fiber Pectin: Health Benefits and Potential for the Treatment of Allergies by Modulation of Gut Microbiota. Curr Allergy Asthma Rep. 2021 Sep 10;21(10):43. doi: 10.1007/s11882–021–01020-z. PMID: 34505973; PMCID: PMC8433104

90 Soomro MA, Khan S, Majid A et al. Pectin as a biofunctional food: comprehensive overview of its therapeutic effects and antidiabetic-associated mechanisms. Discov Appl Sci 2024; 6, 298; doi.org/10.1007/s42452–024–05968–1

91 Deutsche Gesellschaft für Gynäkologie und Geburtshilfe (DGGG), Österreichische Gesellschaft für Gynäkologie und Geburtshilfe (OEGGG), Schweizerische Gesellschaft für Gynäkologie und Geburtshilfe (SGGG). *S3-Leitlinie: Peri- und Postmenopause – Diagnostik und Interventionen*. Version 1.1, Stand: Januar 2020, inklusive Addendum vom September 2020. AWMF-Register-Nr. 015–062. Verfügbar unter: register.awmf.org/assets/guidelines/015–062l_S3_HT_Peri-Postmenopause-Diagnostik-Interventionen_2021–01.pdf (Zugriff am: 26.08.2025)

92 Deutsche Gesellschaft für Gynäkologie und Geburtshilfe (DGGG), Österreichische Gesellschaft für Gynäkologie und Geburtshilfe (OEGGG), Schweizerische Gesellschaft für Gynäkologie und Geburtshilfe (SGGG). *S3-Leitlinie: Peri- und Postmenopause – Diagnostik und Interventionen*. Version 1.1, Stand: Januar 2020, inklusive Addendum vom September 2020. AWMF-Register-Nr. 015–062. Verfügbar unter: register.awmf.org/assets/guidelines/015–062l_S3_HT_Peri-Postmenopause-Diagnostik-Interventionen_2021–01.pdf (Zugriff am: 26.08.2025)

93 Dehghan M, Mente A, Zhang X et al. Associations of fats and carbohydrate intake with cardiovascular disease and mortality in 18 countries from five continents (PURE): a prospective cohort study. Lancet. 2017;390(10107):2050–2062. doi:10.1016/S0140–6736(17)32252–3

94 Calder PC. Comment on Christiansen et al.: When food met pharma. British Journal of Nutrition. 2015;114(8):1109–1110. doi:10.1017/S0007114515002809

95 Goss AM, Gower B, Soleymani T, Stewart M, Pendergrass M, Lockhart M, Krantz O, Dowla S, Bush N, Garr Barry V, Fontaine KR. Effects of weight loss during a very low carbohydrate diet on specific adipose tissue depots and insulin sensitivity in older adults with obesity: a randomized clinical trial. Nutr Metab (Lond). 2020 Aug 12;17:64. doi: 10.1186/s12986–020–00481–9. PMID: 32817749; PMCID: PMC7425171

96 Tamer F, Ulug E, Akyol A, Nergiz-Unal R. The potential efficacy of dietary fatty acids and fructose induced inflammation and oxidative stress on the insulin signaling and fat accumulation in mice. Food Chem Toxicol. 2020 Jan;135:110914. doi: 10.1016/j.fct.2019.110914. Epub 2019 Oct 28. PMID: 31672515

97 Mercola J. Reductive stress and mitochondrial dysfunction: The hidden link in chronic disease. Free Radic Biol Med. 2025 Jun;233:118–131. doi: 10.1016/j.freeradbiomed.2025.03.029. Epub 2025 Mar 22. PMID: 40127851

98 Simopoulos AP, Salem N Jr. Egg yolk as a source of long-chain polyunsaturated fatty acids in infant feeding. Am J Clin Nutr. 1992 Feb;55(2):411–4. doi: 10.1093/ajcn/55.2.411. PMID: 1734678

99 Sergin S, Jambunathan V, Garg E, Rowntree JE, Fenton JI. Fatty Acid and Antioxidant Profile of Eggs from Pasture-Raised Hens Fed a Corn- and Soy-Free Diet and Supplemented with Grass-Fed Beef Suet and Liver. Foods. 2022 Oct 28;11(21):3404. doi: 10.3390/foods11213404. PMID: 36360017; PMCID: PMC9658713

100 Karsten HD, Patterson PH, Stout R, Crews G. Vitamins A, E and fatty acid composition of the eggs of caged hens and pastured hens. Renewable Agriculture and Food Systems. 2010;25(1):45–54. doi:10.1017/S1742170509990214

101 Jensen IJ, Eilertsen KE, Otnæs CHA, Mæhre HK, Elvevoll EO. An Update on the Content of Fatty Acids, Dioxins, PCBs and Heavy Metals in Farmed, Escaped and Wild Atlantic Salmon (*Salmo salar* L.) in Norway. Foods. 2020 Dec 19;9(12):1901. doi: 10.3390/foods9121901. PMID: 33352671; PMCID: PMC7766777

102 van Vliet S, Bain JR, Muehlbauer MJ, Provenza FD, Kronberg SL, Pieper CF, Huffman KM. A metabolomics comparison of plant-based meat and grass-fed meat indicates large nutritional differences despite comparable Nutrition Facts panels. Sci Rep. 2021 Jul 5;11(1):13828. doi: 10.1038/s41598–021–93100–3. PMID: 34226581; PMCID: PMC8257669

103 Jackson P. Omega-3 fatty acids and sleep: recent advances in understanding effects and mechanisms. Curr Opin Clin Nutr Metab Care. 2025 Mar 1;28(2):61–65. doi: 10.1097/MCO.0000000000001095. Epub 2024 Dec 2. PMID: 39749934

104 Jäger R, Heileson JL, Abou Sawan S, Dickerson BL, Leonard M, Kreider RB, Kerksick CM, Cornish SM, Candow DG, Cordingley DM, Forbes SC, Tinsley GM, Bongiovanni T, Cannataro R, Campbell BI, Arent SM, Stout JR, Kalman DS, Antonio J. International Society of Sports Nutrition Position Stand: Long-Chain Omega-3 Polyunsaturated Fatty Acids. J Int Soc Sports Nutr. 2025 Dec;22(1):2441775. doi: 10.1080/15502783.2024.2441775. Epub 2025 Jan 15. PMID: 39810703; PMCID: PMC11737053

105 Besson, Tet al. The calories underestimation of «organic« food: Exploring the impact of implicit evaluations. Appetite *2019;* 137: 134–144

106 Lichtman SW, Pisarska K, Berman ER, Pestone M, Dowling H, Offenbacher E, Weisel H, Heshka S, Matthews DE, Heymsfield SB. Discrepancy between self-reported and actual caloric intake and exercise in obese subjects. N Engl J Med. 1992 Dec 31;327(27):1893–8. doi: 10.1056/NEJM199212313272701. PMID: 1454084

107 Lennerz BS, Alsop DC, Holsen LM, Stern E, Rojas R, Ebbeling CB, Goldstein JM, Ludwig DS. Effects of dietary glycemic index on brain regions related to reward and craving in men. Am J Clin Nutr. 2013 Sep;98(3):641–7. doi: 10.3945/ajcn.113.064113. Epub 2013 Jun 26. PMID: 23803881; PMCID: PMC3743729

108 Gearhardt AN, Schulte EM. Is Food Addictive? A Review of the Science. Annu Rev Nutr. 2021 Oct 11;41:387–410. doi: 10.1146/annurev-nutr-110420–111710. Epub 2021 Jun 21. PMID: 34152831

109 Ji H, Gulati M, Huang TY, Kwan AC, Ouyang D, Ebinger JE, Casaletto K, Moreau KL, Skali H, Cheng S. Sex Differences in Association of Physical Activity With All-Cause and Cardiovascular Mortality. J Am Coll Cardiol. 2024 Feb 27;83(8):783–793. doi: 10.1016/j.jacc.2023.12.019. PMID: 38383092; PMCID: PMC10984219

110 Schwendinger F, Infanger D, Lichtenstein E, Hinrichs T, Knaier R, Rowlands AV, Schmidt-Trucksäss A. Intensity or volume: the role of physical activity in longevity, European Journal

of Preventive Cardiology, Volume 32, Issue 1, 2025; 10–19, doi.org/10.1093/eurjpc/zwae295

111 Bay ML, Pedersen BK. Muscle-Organ Crosstalk: Focus on Immunometabolism. Front Physiol. 2020 Sep 9;11:567881. doi: 10.3389/fphys.2020.567881. PMID: 33013484; PMCID: PMC7509178

112 Wedell-Neergaard AS, Lang Lehrskov L, Christensen RH, Legaard GE, Dorph E, Larsen MK, Launbo N, Fagerlind SR, Seide SK, Nymand S, Ball M, Vinum N, Dahl CN, Henneberg M, Ried-Larsen M, Nybing JD, Christensen R, Rosenmeier JB, Karstoft K, Pedersen BK, Ellingsgaard H, Krogh-Madsen R. Exercise-Induced Changes in Visceral Adipose Tissue Mass Are Regulated by IL-6 Signaling: A Randomized Controlled Trial. Cell Metab. 2019 Apr 2;29(4):844–855.e3. doi: 10.1016/j.cmet.2018.12.007. Epub 2018 Dec 27. PMID: 30595477

113 Nilsson S, Hammar M, West J, Borga M, Thorell S, Spetz Holm AC. Resistance training decreased abdominal adiposity in postmenopausal women. Maturitas. 2023 Oct;176:107794. doi: 10.1016/j.maturitas.2023.107794. Epub 2023 Jul 6. PMID: 37421844

114 Boisseau, N, Isacco L, Metz L, Sirvent P, Lavigne J, Derkaoui S, Penando, S, Maillard, F. Effect Of High-intensity Intermittent Exercise On Abdominal Fat Mass In Type 2 Diabetes Postmenopausal Women.: 901 Board #297 May 27, 3. Medicine & Science in Sports & Exercise 47(5S):p 249, May 2015. | DOI: 10.1249/01.mss.0000477103.90392.4

115 Dupuit M, Maillard F, Pereira B, Marquezi ML, Lancha AH Jr, Boisseau N. Effect of high intensity interval training on body composition in women before and after menopause: a meta-analysis. Exp Physiol. 2020 Sep;105(9):1470–1490. doi: 10.1113/EP088654. Epub 2020 Jul 21. PMID: 32613697

116 Khalafi M, Habibi Maleki A, Sakhaei MH, Rosenkranz SK, Pourvaghar MJ, Ehsanifar M, Bayat H, Korivi M, Liu Y. The effects of exercise training on body composition in postmenopausal women: a systematic review and meta-analysis. Front Endocrinol (Lausanne). 2023 Jun 14;14:1183765. doi: 10.3389/fendo.2023.1183765. PMID: 37388207; PMCID: PMC10306117

117 Xu H, Liu J, Li P, Liang Y. Effects of mind-body exercise on perimenopausal and postmenopausal women: a systematic review and meta-analysis. Menopause. 2024 May 1;31(5):457–467. doi: 10.1097/GME.0000000000002336. PMID: 38669625; PMCID: PMC11465887

118 Kemmler W. et al.: EFOPS – Erlanger Fitness und Osteoporose-Studie. In: Zeitung des Bundesselbsthilfeverbandes für Osteoporose. 2021; osteoporose-deutschland.de

119 Watson SL et al. The LIFTMOR Trial – High-intensity exercise improves bone mass in osteopenic postmenopausal women. Journal of Bone and Mineral Research 2017; 32(5), 1025–1035

120 Swain DP et al. The effect of weighted vest walking on aerobic performance and muscle strength. Journal of Strength and Conditioning Research (2010); 24(5), 1272–1277

121 Esch T, Stefano G. The neurobiology of stress management. Neuro endocrinology letters 2010. 31, 19–39.

122 Wolf A, Calabrese P (Hrsg.). Stressmedizin & Stresspsychologie. Schattauer Verlag 2019

123 Kiel JR, Coleman C, LaCalamita C. Healthy Habits Associated with Successful Weight Loss Maintenance on a Commercial Program. Current Developments in Nutrition 2022; Volume 6, Supplement 1, Page 1067

Sachverzeichnis

Empfehlungen von Dr. med. Viktoria Schelle

Folgen Sie mir gerne für mehr Einblicke, Updates und Gesundheitswissen:

Website: doktorschelle.de

Instagram: doc_schelle

YouTube: www.youtube.com/@doktor.schelle

LinkedIn: Dr. med. Viktoria Schelle

Abonnieren Sie meinen Praxisnewsletter für spannende Patienteninformationen und sichern Sie sich eine kostenfreie Checkliste für alle wichtigen Untersuchungen und Laborwerte auf einen Blick: healthyambition.de/kostenfreie-health-checkup-checkliste

Quellenverzeichnis der Bildquellen von stock.adobe.com

Bibliografische Information der Deutschen Nationalbibliothek:
Die Deutsche Nationalbibliothek verzeichnet diese Publikation in der Deutschen Nationalbibliografie; detaillierte bibliografische Daten sind im Internet über dnb.d-nb.de abrufbar.

Programmplanung: Katja Liese
Projektmanagement: Manuela Hunfeld
Redaktion: Dr. Sabine Klonk
Bildredaktion: Marie Crämer
Covergestaltung: © Thieme
Layout: CYCLUS · Visuelle Kommunikation, Stuttgart

Bildnachweis:
Covermotiv und Bild S. 3:
© Sergej Schelle
Autorinnenfoto und People-Fotos:
© Sergej Schelle, Mainz
Zeichnungen: Susi Schaaf, Bellheim
Bildquellen von stock-adobe.com s. S. 173

1. Auflage 2026

TRIAS Verlag in Georg Thieme Verlag KG
Oswald-Hesse-Straße 50, 70469 Stuttgart

Satz und Repro: Medienservice Frauchiger, Kumhausen
Druck: AZ Druck und Datentechnik GmbH, Kempten

Gedruckt auf chlorfrei gebleichtem Papier
Printed in Germany

ISBN 978-3-432-12152-9
eISBN (ePub) 978-3-432-12153-6

3 4 5 6

MIX
Papier | Fördert gute Waldnutzung
FSC® C008457
FSC www.fsc.org

Wichtiger Hinweis: Wie jede Wissenschaft ist die Medizin ständigen Entwicklungen unterworfen. Forschung und klinische Erfahrung erweitern unsere Erkenntnisse. Ganz besonders gilt das für die Behandlung und die medikamentöse Therapie. Bei allen in diesem Werk erwähnten Dosierungen oder Applikationen, bei Rezepten und Übungsanleitungen, bei Empfehlungen und Tipps dürfen Sie darauf vertrauen: Autor*innen, Herausgeber*innen und Verlag haben große Sorgfalt darauf verwandt, dass diese Angaben dem Wissensstand bei Fertigstellung des Werkes entsprechen. Rezepte werden gekocht und ausprobiert. Übungen und Übungsreihen haben sich in der Praxis erfolgreich bewährt. Eine Garantie kann jedoch nicht übernommen werden. Eine Haftung der Autor*innen, des Verlags oder seiner Beauftragten für Personen-, Sach- oder Vermögensschäden ist ausgeschlossen. Errata unter thieme.com/errata

Marken und Markenrechte: Marken, geschäftliche Bezeichnungen oder Handelsnamen werden nicht in jedem Fall besonders kenntlich gemacht. Aus dem Fehlen eines solchen Hinweises kann nicht geschlossen werden, dass es sich um einen freien Handelsnamen handelt.

Tarnnamen: Wo datenschutzrechtlich erforderlich, wurden die Namen und weitere Daten von Personen redaktionell verändert (Tarnnamen). Dies ist grundsätzlich der Fall bei Patient*innen, ihren Angehörigen und Freund*innen, z. T. auch bei weiteren Personen, die z. B. in die Behandlung von Patient*innen eingebunden sind.

Sprachgebrauch: Thieme Publikationen streben nach einer fachlich korrekten und unmissverständlichen Sprache. Dabei lehnt Thieme jeden Sprachgebrauch ab, der Menschen beleidigt oder diskriminiert, beispielsweise aufgrund einer Herkunft, Behinderung oder eines Geschlechts. Thieme wendet sich zudem gleichermaßen an Menschen jeder Geschlechtsidentität. Die Thieme Rechtschreibkonvention nennt Autor*innen mittlerweile konkrete Beispiele, wie sie alle Lesenden gleichberechtigt ansprechen können. Die Ansprache aller Menschen ist ausdrücklich auch dort intendiert, wo im Text (etwa aus Gründen der Leseleichtigkeit, des Text-Umfangs oder des situativen Stilempfindens) z. B. nur ein generisches Maskulinum verwendet wird.

Unsere Umwelt ist uns wichtig!
Papier aus nachhaltigen und kontrollierten Quellen
Druck in Deutschland mit kurzen Lieferwegen
Druckereien mit hohen Ansprüchen an Ökologie

TRIAS, einer der führenden Ratgeberverlage im Bereich Gesundheit, gehört zur Thieme Gruppe, marktführender Anbieter medizinischer Fachinformationen und Services. Anspruch der Thieme Gruppe ist es, den im Gesundheitswesen tätigen Berufsgruppen sowie allen an Gesundheit Interessierten genau die Informationen und Angebote bereitzustellen, die sie in einer bestimmten Arbeitssituation oder Lebensphase benötigen. Durch die hohe Qualität und zielgruppenspezifische Relevanz der angebotenen Leistungen bereitet Thieme den Weg für eine bessere Medizin und mehr Gesundheit im Leben.

Thieme

Gesund und Schlank – mit TRIAS

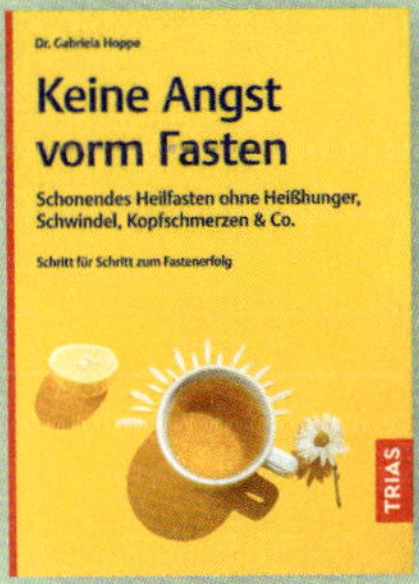

Gabriela Hoppe
Keine Angst vorm Fasten

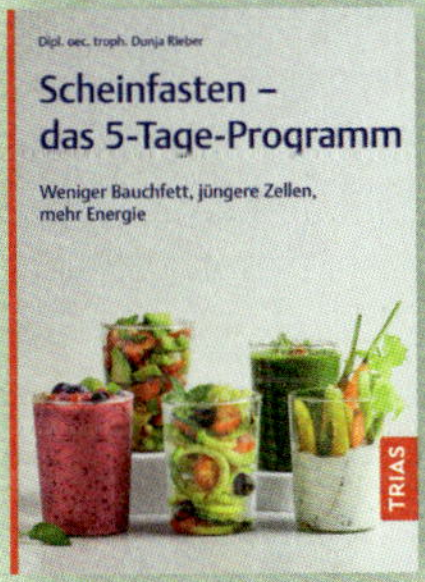

Dunja Rieber
Scheinfasten – das 5-Tage-Programm

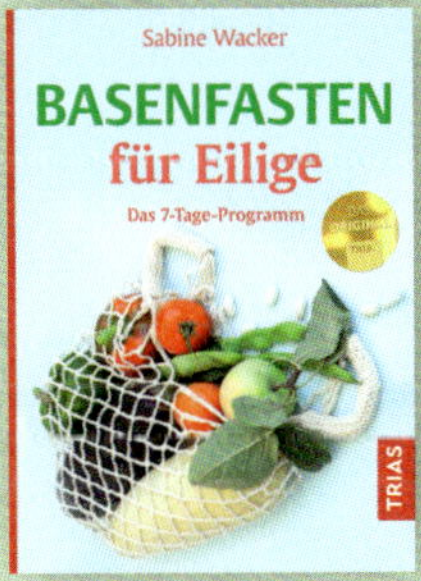

Sabine Wacker
Basenfasten für Eilige

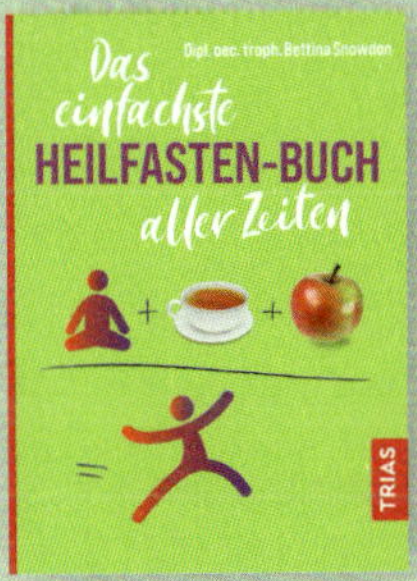

Bettina Snowdon
Das einfachste Heilfasten-Buch aller Zeiten

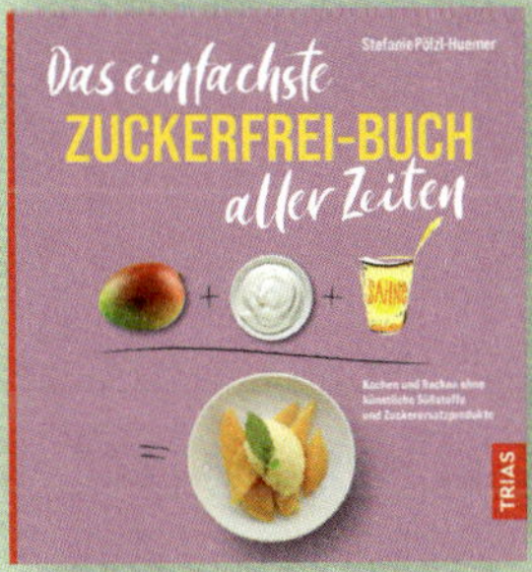

Stefanie Pölzl-Huemer
Das einfachste Zuckerfrei-Buch aller Zeiten

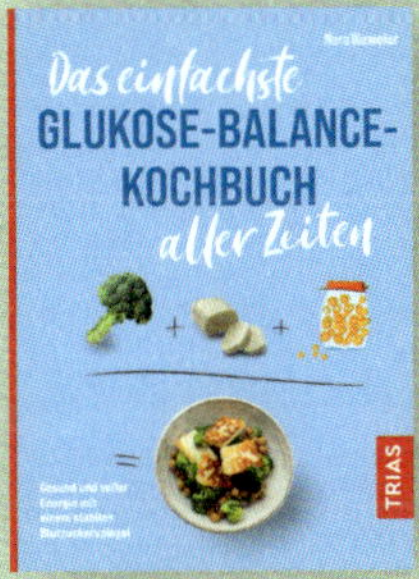

Nora Weweler
Das einfachste Glukose-Balance-Kochbuch aller Zeiten

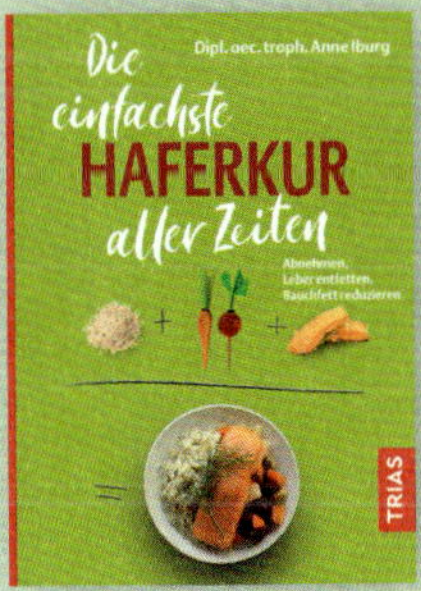

Anne Iburg
Die einfachste Haferkur aller Zeiten

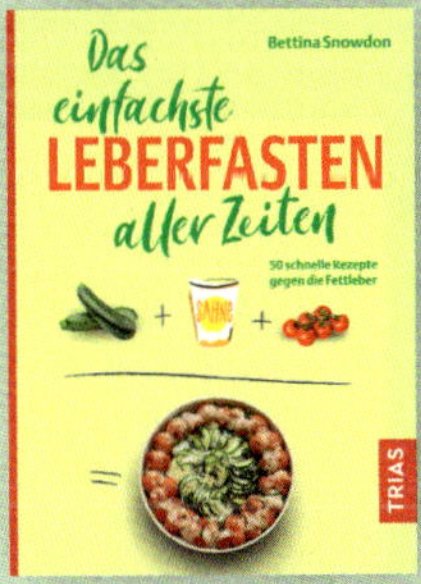

Bettina Snowdon
Das einfachste Leberfasten aller Zeiten

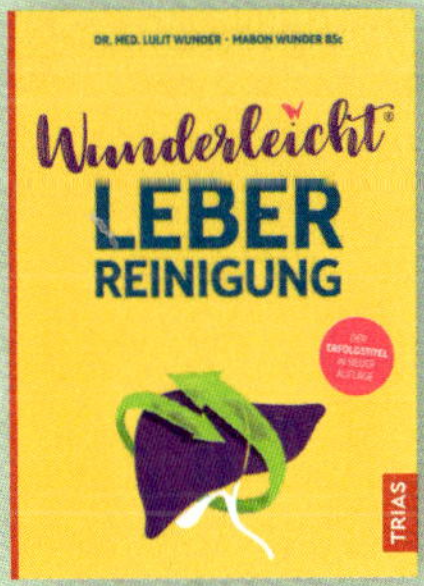

Lulit Wunder/Mabon Wunder
Wunderleicht Leberreinigung

TRIAS

Mehr Bücher finden Sie hier
trias-verlag.de